Der Pflegedienst im Krankenhaus

Der Pflegedienst im Krankenhaus

ERIKA LINGENBERG
RENATE REIMANN

Der Pflegedienst im Krankenhaus

Grundlagen zur Organisation einer Pflegeeinheit

2., korrigierte Auflage

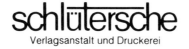

Verlagsanstalt und Druckerei

CIP-Kurztitelaufnahme der Deutschen Bibliothek

LINGENBERG, ERIKA:
Der Pflegedienst im Krankenhaus:
Grundlagen zur Organisation e. Pflegeeinheit /
Erika Lingenberg; Renate Reimann. —
2., korrigierte Auflage
Hannover: Schlütersche, 1986
ISBN 3 87706 038 2
NE: Reimann, Renate:

Alle Rechte vorbehalten.
Nach dem Urheberrechtsgesetz vom 9. September 1965 i. d. F. vom 1. Juli 1985 ist die Vervielfältigung oder Übertragung urheberrechtlich geschützter Werke, also auch der Texte und Illustrationen dieses Buches — mit Ausnahme der Vervielfältigung gemäß §§ 53 und 54 URG — ohne schriftliche Zustimmung des Verlages nicht zulässig. Als Vervielfältigung gelten alle Verfahren einschließlich der Fotokopie, der Übertragung auf Matrizen, der Speicherung auf Bändern, Platten, Transparenten oder anderen Medien.
Eine Markenbezeichnung kann warenzeichenrechtlich geschützt sein, ohne daß dies besonders gekennzeichnet wurde.

© 1986 Schlütersche Verlagsanstalt und Druckerei — GmbH & Co. —, Georgswall 4, 3000 Hannover 1.

Druck: Schlütersche Verlagsanstalt und Druckerei — GmbH & Co. —, Hannover.

Inhalt

1. Das Krankenhaus ist eine Organisation 1
2. Grundsätze für das Organisieren 13
3. Schritte zur Lösung organisatorischer Probleme 18
4. Arbeit erfassen, einteilen und verteilen 20
5. Über die Arbeit informieren 28
6. Personal berechnen im stationären Pflegebereich 35
7. Dienstpläne gestalten 48
8. Mit anderen Betriebsbereichen kooperieren 78
Literatur 81
Stichwortverzeichnis 81

Vorwort

Seit 1973 werden im Bildungsentrum Essen des Deutschen Berufsverbandes für Krankenpflege Stationsleitungslehrgänge durchgeführt, in deren Verlauf wir in Zusammenarbeit mit den Lehrgangsteilnehmern viele Erfahrungen sammeln konnten. Die Erfahrungen beziehen sich auf die Brauchbarkeit der Unterrichtsinhalte in der praktischen Arbeit. Viele Organisationsbücher haben uns Anregung gegeben, aber viele von ihnen machen die Übertragung ihrer Theorien in die Praxis der Krankenstationen schwer. Im Laufe der Jahre entstanden viele einzelne Arbeitsunterlagen, die überarbeitet, verworfen und neu erstellt wurden. Fallbeispiele wurden gemeinsam mit Lehrgangsteilnehmern erarbeitet. Wir danken den vielen Krankenschwestern und Krankenpflegern, die mit der praktischen Weiterentwicklung der Ideen ihre jeweiligen Kursnachfolger ermutigt und motiviert haben, ebenfalls Neues in der Praxis zu erproben. Ebenso danken wir Herrn Dr. Lothar Wassner, der uns bei den Aufzeichnungen der Personalberechnung beraten hat. Die Zusammenstellung der Arbeitsunterlagen für die einzelnen Lehrgänge war inzwischen so aufwendig geworden, daß dieses Sortieren dem Inhalt dieses Buches — nämlich sinnvolle Organisation — völlig widersprach. Aus dem Vorhaben, uns selber besser zu organisieren, entstand dieser Band. Er ist an alle gerichtet, die im stationären Pflegebereich arbeiten und ihre Arbeitsorganisation überdenken möchten. Wir hoffen, daß es uns gelungen ist, den Praxisbezug herzustellen und zu wahren.

Essen, im November 1985

Erika Lingenberg
Renate Reimann

1. Das Krankenhaus ist eine Organisation

Organisationen sind soziale Gebilde zur Erreichung geplanter spezifischer Ziele. Die Ziele geben der Organisation ihre Legitimität, und sie sind der Maßstab, um den Erfolg der gemeinsamen Arbeit zu messen.

1.1. Funktionen und Zielsetzung des Krankenhauses im Gesundheitssystem

„Krankenhäuser sind Einrichtungen, in denen durch ärztliche und pflegerische Hilfeleistung Krankheiten, Leiden oder Körperschäden festgestellt, geheilt oder gelindert werden sollen oder Geburtshilfe geleistet wird, und in denen die zu versorgenden Personen untergebracht und verpflegt werden können." (16) Sie sind ein Dienstleistungsbetrieb für die Kranken, die in das Krankenhaus aufgenommen werden müssen, weil
— ihr Gesundheitszustand so bedrohlich ist, daß Gefahr für ihr Leben besteht und permanente intensive Therapie und Überwachung durch medizinisch und pflegerisch ausgebildetes Personal notwendig ist
— medizinische Behandlung bei Pflegeabhängigkeit durchgeführt werden muß
— diagnostische Maßnahmen und medizinische Therapie nicht in der Arztpraxis ambulant durchgeführt werden können

Die Ziele eines Krankenhauses, die seine Existenz berechtigen, sind die *Primärziele*
— Gesundheit wiederherstellen
— weitestgehende Genesung erwirken
— bei nicht möglicher Genesung begleitetes Sterben gewährleisten

Neben dieser Kategorie von Zielen gibt es die *Sekundärziele*, z. B.
— wirtschaftliche Betriebsführung
— Forschung und Lehre

Wird durch das Ziel „wirtschaftliche Betriebsführung" die medizinisch-pflegerische Versorgung der Patienten in Frage gestellt, d. h. überwiegt das Sekundärziel, spricht man von einer Zielmaskerade. (7)

Die Funktionen eines Krankenhauses werden schwerpunktmäßig durch drei Bereiche wahrgenommen, nämlich durch
— den Pflegebereich
— den Arztbereich
— den Verwaltungsbereich

Für die stationäre Versorgung der Patienten stehen Krankenhäuser folgender Versorgungsstufen zur Verfügung:

Versorgungsstufe 1:
Allgemeine ortsnahe Grundversorgung; die Fachbereiche Chirurgie, Innere Medizin und Anästhesie müssen vorhanden sein. Ein durchgehender ärztlicher Dienst ist zu gewährleisten.

Versorgungsstufe 2:
Ortsnahe gehobene Breitenversorgung mit Chirurgie, Innerer Medizin und Anästhesie stehen zur Verfügung. Daneben müssen weitere Einrichtungen vorgehalten werden.

Versorgungsstufe 3:
Bietet die regionale und Spitzenversorgung an. Diese Stufe weist sich aus durch Einrichtungen für hochdifferenzierte Diagnostik und Therapie.

Der Umfang dieser Bereiche und ihre betriebliche Gliederung richten sich nach der Größe und der speziellen Zielsetzung der einzelnen Krankenhäuser.

1.2. Der Pflegebereich im Krankenhaus

Aufgaben der pflegerischen Versorgung werden hauptsächlich im stationären Bereich und zum Teil in nichtstationären Bereichen wahrgenommen (z. B. Ambulanz, Endoskopie u. a.).

1.2.1. Der stationäre Bereich

Patientenzimmer und Dienstzimmer für das Personal sowie Arbeitsräume bilden eine Baueinheit, deren Größe durch die Anzahl der Patientenbetten bestimmt wird. Diese Baueinheiten sind Stationen oder Pflegegruppen. Ihre Differenzierung erfolgt nach
— medizinischen Fachbereichen (Chirurgie, Innere Medizin usw.)
— Pflegeintensität (Intensiv-, Normal-, Minimal-, Langzeitpflege)
— dem Alter (Kinderstation, geriatrische Station)

Die Pflegeeinheiten sind Koordinierungsstellen für die Funktionsbereiche im Krankenhaus und übernehmen mit ihrem Personal folgende Aufgaben:
— sie sind für die Zeit der Krankenhausbehandlung der Wohnbereich der Patienten
— sie gewähren die mit dem Wohnen verbundenen Service-(Hotel-)leistungen
— sie übernehmen Familienfunktionen durch Integration des Patienten und das Ermöglichen von Angehörigen- und Besucherkontakten
— sie stellen dem Patienten ausgebildetes Fachpersonal zur allgemeinen und speziellen pflegerischen Hilfestellung und zur permanenten Gesundheitsüberwachung Tag und Nacht zur Verfügung
— sie bieten medizinische Versorgung und Beratung durch den stationsärztlichen Dienst

Gesamtaufgabe: Patientenversorgung wirtschaftliche Betriebsführung Forschung und Lehre		
VERWALTUNG	PFLEGEBEREICH	MEDIZIN
Personalabteilung Beschaffungswesen Rechnungsabteilung Techn. Bereich Instandhaltung Investitionsabteilung	Krankenpflege nach Fachdisziplinen Krankenpflege in Funktionsbereichen • Endoskopieabteilung • Ambulanzen • Operationsbereiche Lehre • Krankenpflegeschulen Forschung	Diagnostik • Röntgen • Labor • EKG, EEG usw. Therapie • Chirurgie • Medizin • Gynäkologie usw. Lehre Forschung

Abb. 1: Das Krankenhaus ist eine Organisation.

— sie sind Koordinierungs- und Organisationsstelle für Patientendienste aller betrieblichen Einrichtungen
— sie verwalten als Kostenstelle Personalressourcen und Sachmittel
— sie sind Lern- und Lehrort für Berufsanfänger der Krankenpflege und anderer Gesundheitsberufsgruppen
— sie bilden die Kontaktstelle zwischen Krankenhaus und Öffentlichkeit

Stationen

Stationen sind organisatorisch und pflegerisch selbständige und eigenverantwortliche Betriebseinheiten mit etwa 28 bis 35 Betten und sind in der Regel räumlich eindeutig voneinander abgegrenzt.

Sie stellen die traditionelle Struktur des Pflegebereiches dar. Die Bezeichnung „Station" läßt sich aus dem Begriff der „stationären Behandlung" ableiten, der aussagt, daß der Patient im Gegensatz zur ambulanten Behandlung im Krankenhaus wohnt und dort medizinisch und pflegerisch versorgt wird. Der Begriff der Station bezieht sich ausschließlich auf die Bezeichnung einer Baueinheit im sogenannten „Bettenhaus". Die Leitung einer Station wird von einer Stationsschwester/einem Stationspfleger wahrgenommen.

Pflegegruppen/Pflegeabteilungen

Pflegegruppen sind nach Eichhorn (6) pflegerisch selbständige und eigenverantwortliche Einheiten. Organisatorisch sind sie zu der autonomen Betriebsstelle „Pflegeabteilung" zusammengefaßt.

Das Konzept der Pflegegruppen sieht ein neues Baumodell vor, das zwischen den einzelnen Pflegegruppen mit etwa 18 bis 20 Patientenbetten räumliche Verbindung herstellt. Dienst- und Funktionsräume dienen der gemeinsamen Nutzung zweier Pflegegruppen. In der Regel bilden vier Pflegegruppen bzw. etwa 60 bis 80 Patientenbetten eine Abteilung.

Das Pflegegruppensystem bringt eine neue organisatorische und hierarchische Struktur in den Pflegebereich. Die Pflegegruppen werden von Gruppenschwestern/-pflegern geleitet, die im Mitarbeiterkreis als „Gleiche unter Gleichen" arbeiten sollen. Ihre direkten Vorgesetzten sind Abteilungsleitungen. Sie nehmen für die ihnen zugeordneten Gruppen Organisations- und Koordinierungsaufgaben wahr.

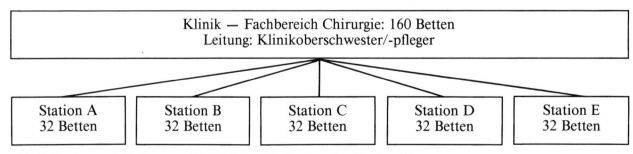

Abb. 2: Stationen. 5 Stationen mit je 32 Betten, je Station eine Stationsleitung.

```
Klinik — Fachbereich Chirurgie: 160 Betten
           2 Pflegeabteilungen
```

Abteilung 1: 80 Betten   Abteilung 2: 80 Betten

```
Gr. A  ↔  Gr. B              Gr. A  ↔  Gr. B
Gr. Ltg.   Abt.   Gr. Ltg.   Gr. Ltg.   Abt.   Gr. Ltg.
  ↕       Ltg.      ↕           ↕      Ltg.      ↕
Gr. C  ↔  Gr. D              Gr. C  ↔  Gr. D
Gr. Ltg.          Gr. Ltg.   Gr. Ltg.          Gr. Ltg.
```

↔ Direkte Kommunikation zwischen den Gruppen; gemeinsame Funktionsräume.

↔ Indirekte Kommunikation als Gruppe einer gemeinsamen Abteilung.

Abb. 3: Pflegegruppen.

1.2.2. Nichtstationäre Bereiche

Funktionsbereiche sind betriebliche Einheiten mit der Aufgabe, direkt (z. B. durch eine Operation) oder indirekt (z. B. durch Sterilisieren der Instrumente für die Operation) den Patienten einer speziellen Therapie zuzuführen bzw. Hilfen für die Diagnostik bereitzustellen.

Nichtstationäre Bereiche im Rahmen des Pflegedienstes sind solche, in denen Pflegepersonal mit Vor- und Nachbereitungsarbeiten für diagnostische und therapeutische Maßnahmen, Hilfestellung bei der Durchführung sowie der Patientenbetreuung beauftragt ist. Hierunter fallen im wesentlichen folgende Abteilungen:
— Operationsdienst mit zentralen und dezentralen Organisationsformen
— Anästhesie
— Ambulanz
— Endoskopie
— Sterilisation

Da die Patienten in der Regel für die spezifischen Eingriffe „abgerufen" werden, bestimmen die Organisationspläne dieser Bereiche maßgebend den Tagesablauf auf den Stationen/Pflegegruppen.

1.3. Elemente der Organisation

Jemand kommt zum wiederholten Male nicht pünktlich von der Station. Ist es aus Gründen überhöhten Arbeitsanfalls wirklich nicht möglich oder wurde schlecht „organisiert"? Bedenkt man, wieviel Arbeit an und mit einem Patienten geleistet wird, an wieviel Orten sie durchgeführt wird, und wieviel Menschen an ihr beteiligt sind, dann wird deutlich, daß es ohne Absprachen, Planungen und Personaleinsatzüberlegungen nicht gehen kann. Das Miteinanderarbeiten zur gemeinsamen Zielerreichung bedarf der Organisation.

Definition:

Organisieren ist das Aufeinanderabstimmen der

Organisationselemente

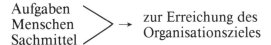

Aufgaben
Menschen   → zur Erreichung des
Sachmittel   Organisationszieles

Diese Definition beinhaltet, daß
a) — Menschen arbeiten, Aufgaben erfüllen
   — der Sachmitteleinsatz so erfolgt, daß es einerseits nicht zu Handlungsunterbrechungen kommt und andererseits nicht zu unnötigen Arbeitsüberschneidungen
b) — das Ordnen der Elemente nicht um ihrer selbst willen geschieht, Menschen z. B. sinnlos beschäftigt werden, sondern daß die Organisation ein Ziel hat

Organisation drückt in der hier gebrauchten Bedeutung den *Handlungsablauf,* das Organisieren, aus.

Zielsetzung

Die Wiederherstellung und Besserung der Gesundheit des Patienten ist das erklärte primäre Gesamtziel eines Krankenhauses, dem alle Betriebseinheiten verpflichtet sind. Entsprechend

der arbeitsteiligen Aufgabenzuordnung haben die einzelnen Bereiche spezifische Teilziele zu entwickeln und zu erfüllen. Für den gesamten Pflegebereich gelten u. a. die Ziele
— fachlich korrekte, dem aktuellen Erkenntnisstand entsprechende Pflege
— eine der Individualität des Kranken und der jeweiligen Situation angemessene Pflege
— körperliches und seelisches Wohlbefinden des Patienten
— eine den Patienten möglichst wenig belastende Arbeitsorganisation

Über diese für alle Pflegeeinheiten geltenden Ziele hinaus verlangen die Besonderheiten der einzelnen Arbeitsfelder spezielle Detailziele. Chirurgische Stationen unterscheiden sich voneinander entsprechend ihrer Spezialgebiete und grenzen sich von internen Stationen ab. Eine Langzeitpflegestation hat andere Pflegeschwerpunkte als eine Intensiv- oder geburtshilfliche Station.

Beispiele für spezifische Ziele einer Langzeitpflegestation:

— die Station ist die Wohnung des Patienten
— die Patienten können ihren Tagesablauf weitgehend individuell gestalten
— es bestehen Angebote für Aktivitäten
— auch bei irreparablen Behinderungen werden alle Möglichkeiten zur selbständigen Lebensführung des Patienten eingesetzt
— die Besuche von Angehörigen und Freunden werden unterstützt
— die Patienten erfahren Hilfe zur positiven Lebensgestaltung trotz Pflegeabhängigkeiten

Beispiel für spezifische Ziele einer Kinderstation:

— das Kind erhält Gelegenheit zu spielen, sich zu beschäftigen
— das Kind darf sich eine Bezugsperson wählen
— die Selbständigkeit des Kindes wird beibehalten
— es besteht Kontakt zwischen der Schule und dem Kind
— die Eltern sind informiert, in der Pflege angelernt und — falls gewünscht — in die Pflege mit einbezogen

Neben dieser speziell medizinisch-pflegerisch orientierten Zielsetzung haben die Mitarbeiter der einzelnen Pflegeeinheiten die Möglichkeit, sich für ihre gemeinsame Arbeit einen Handlungsrahmen zu schaffen, in dem sie ihre beruflichen Wertvorstellungen verwirklichen können. So kann es z. B. ein Ziel sein, daß sterbende Patienten nicht alleingelassen werden.

Eine konkrete Zielsetzung ist deshalb so wichtig, weil sie die Richtlinie für die Arbeitsplanung und -leistung bietet und die angestrebte Pflegequalität deutlich macht. Ziele sind vorbestimmte Arbeitsergebnisse; sie sind auch Maßstäbe um festzustellen, ob die geplanten Arbeitsergebnisse und Qualitätsansprüche erreicht wurden.

Aufgaben und Fragen:
— Welche Besonderheiten weist Ihre Pflegeeinheit auf bezüglich der medizinisch-pflegerischen Situation Ihrer Patienten?
— Welche Vorstellungen von Krankenpflege möchten Sie umsetzen?
— Formulieren Sie für Ihre Pflegeeinheit mit Ihrem Stationsteam die Zielsetzung für Ihre Station!

Sachmittel

Für einen reibungslosen Arbeitsablauf ist es unabdingbar,
— ausreichende Hilfsmittel zur Verfügung zu haben
— die vorhandenen Mittel nach Art und Zeit sinnvoll einzusetzen

Beispiel:

Auf einer chirurgischen 36-Betten-Station sind 12 Wundverbände durchzuführen. Die Aufgabe wird an zwei Personen je zur Hälfte delegiert. Beide achten bei Ihrer Arbeitsplanung nicht aufeinander und wollen gleichzeitig den einzigen Verbandwagen benutzen. Vielleicht wird nun eine der Personen einen Arbeitsleerlauf haben. Durch Absprache und entsprechende Arbeitseinteilung muß dieses Problem nicht erst entstehen. Eventuell bedarf es auf dieser Station auch zweier Verbandwagen, da sie ständig gebraucht werden.

Menschen und Aufgaben

Zur Erreichung der genannten Krankenhausziele bedarf es neben dem Pflegepersonal vieler anderer Berufsgruppen. Krankenpflegepersonal leistet pflegerische Betreuung, ärztliches und medizinisch-technisches Personal Diagnostik und Therapie, das Verwaltungspersonal die Administration und Versorgung. Die vielen Menschen mit den nach Art und Ausprägung unterschiedlichsten Qualifikationen, die Größe der Betriebe und die zunehmende Spezialisierung machen es erforderlich, die umfangreich gewordene Gesamtaufgabe des Krankenhauses in Teilaufgaben zu zerlegen. Bekannt ist die sogenannte Dreiteilung der Gesamtaufgabe, die den Beginn der Aufgabenteilung in großem Rahmen anzeigt (s. S. 2).

1.4 Die Stellenbeschreibung und das Funktionendiagramm

Stellenanzeigen für berufliche Positionen in der Krankenpflege sind in der Regel wenig aussagekräftig.

REFERENTEN(IN) ①
für Seelsorge, Beratung und
Bildung pflegerischer Dienste
insbesondere für den Krankenhausbereich

möglichst bald wieder zu besetzen.

Schwerpunkte der Arbeit sind:
Sammlung von Mitarbeitern im Pflegedienst; ihre Zurüstung zu seelsorgerlichen Aufgaben; ihre Begleitung in diesen Aufgaben und die Organisation der dazu notwendigen Fortbildung.
Dazu gehören auch die Geschäftsführungen unserer Arbeitsgemeinschaften leitender Pflegekräfte und evangelischer Krankenpflegeschulen.

Der (die) Referent(in) muß eine Ausbildung in Krankenpflege haben, sollte in der Pflegedienstleitung oder der Leitung einer größeren Krankenpflegeschule tätig gewesen sein und nach Möglichkeit Erfahrungen in der Erwachsenenbildung besitzen.

Möglichkeiten zur Weiterbildung in den genannten Aufgabenfeldern sind gegeben. Der Tätigkeitsbereich bietet Raum für eigene Gestaltung und Initiativen, ist aber auch auf Kooperation mit anderen Referenten der Geschäftsstelle angelegt.

---

1 Zweitschwester ②
für die Frauenstation

Wir bieten günstige Anstellungsbedingungen (BAT) und vorbildliche soziale Leistungen.

Einzelzimmer können sofort zur Verfügung gestellt werden, Appartement nach einer längeren Wartezeit.

Der Träger der Klinik ist Mitglied der kommunalen Arbeitgebervereinigung, so daß keine finanziellen Nachteile bei einer Einstellung — auch zu Jahresbeginn — entstehen würden.

Wodurch unterscheiden sich diese beiden Anzeigen?

Zu Anzeige 1:
Hier finden sich
— *Beschreibung* des Aufgabenfeldes
— Aussagen über die Anforderungen an den Stelleninhaber
— Aussagen über eigene Fortbildungsmöglichkeiten

Zu Anzeige 2:
Hier finden sich
— *Nennung* des Aufgabenfeldes (Fachgebiet im Kopf der Anzeige)

Es fehlen
— Aussagen zum Aufgabenfeld
— Aussagen über Anforderungen an den Stelleninhaber
— Aussagen über eigene Fortbildungsmöglichkeiten

In Vorstellungsgesprächen erfährt der Bewerber meist auch nicht alles, was die neue Position von ihm erwartet. Das liegt daran, daß
— oft zu wenig gefragt wird, weil z. B.
  • der Bewerber vage Vorstellungen von einer bestimmten Position hat oder weil
  • bisher „Vorbilder" wahrgenommen wurden, die der Bewerber — aus der Sicht des Nachgeordneten — leicht zu überbieten glaubt
— Pflegedienstleitungen froh sind, Stellen besetzen zu können. Sie hoffen, daß der Bewerber in der Praxis das Nötige lernen wird, um zurechtzukommen
— nicht immer Initiative vom Bewerber gewünscht und deshalb sehr knapp informiert wird

1.4.1. Die Stellenbeschreibung

Eine Stellenbeschreibung ist die schriftliche Darstellung einer Stelle in einer Organisation mit Aussagen über
— Zielsetzung einer Stelle im Rahmen der Gesamtzielsetzung eines Hauses
— Aufgaben, Befugnisse und den Verantwortungsumfang des Stelleninhabers
— Beziehungen zwischen dieser Stelle in bezug auf Über- und Unterstellungsverhältnisse, Vertretungen
— Informationsrechte und Informationspflichten
— die persönlichen Anforderungen an den Stelleninhaber

Sie gilt als verbindlich innerhalb des Hauses, für das sie erstellt wurde. Eine Stellenbeschreibung ist bedingt personengebunden. d. h., viele Menschen können diese Stelle grundsätzlich bekleiden. Sie ist jedoch auf den Namen des Stelleninhabers ausgestellt. In einem Betrieb sind in der Regel vorgegebene Aufgabenkomplexe zu erfüllen, für die Mitarbeiter mit den für die Aufgaben entsprechenden Qualifikationen zu suchen sind. Dennoch kann eine Stellenbeschreibung eine zusätzliche, besondere Aufgabe oder Befugnis enthalten auf Grund spezieller Qualifikationen eines Mitarbeiters. Diese sind personengebunden.

Die Stellenbeschreibung wird als Hilfsmittel der Organisation bezeichnet.
— Sie vermittelt Sicherheit
  Jeder Mitarbeiter kennt seine Aufgaben, Rechte und Pflichten sowie die Anforderungen, die an ihn gestellt werden. An Hand der Stellenbeschreibung kann er sich selbst kontrollieren.
— Sie unterstützt den Betriebsfrieden
  Kompetenzen sind geregelt. Auch die Einarbeitung neuer Mitarbeiter orientiert sich an dieser Grundlage.

— Sie erleichtert die Personalführung
  • Durch die Festlegung der Anforderungen an einen Stelleninhaber gibt es Auswahlkriterien die helfen, geeignete Mitarbeiter zu finden.
  • An Hand der vorgegebenen Aufgaben, Kompetenzen und Verantwortungen kann objektiver beurteilt und können Mitarbeiter entsprechend gestützt und gefördert werden.
— Sie regt an, die Arbeitsorganisation zu überdenken
  • Zur Erarbeitung von Stellenbeschreibungen gehört die Aufzeichnung aller anfallenden Arbeiten und die personelle Zuordnung. Diese wird neu überdacht.
  • Sie macht bewußt, welche Ziele Mitarbeiter mit ihrer jeweiligen Position anstreben und bietet Überprüfungsmöglichkeiten an.
— Sie kann Grundlage zur Bewertung einer Stelle sein. Alle zu erbringenden Leistungen und Anforderungen an den Stelleninhaber sind aus der Stellenbeschreibung und ihren Vorbereitungsarbeiten ersichtlich. Die Bewertung der Stelle spielt eine wichtige Rolle bei der tariflichen Einstufung.

Eine Stellenbeschreibung erfährt ihre Grenzen in der Formulierung aller Aufgaben, Kompetenzen und Verantwortungen. Dabei ist das rechte Maß zu finden zwischen zu knappen Formulierungen, die jede Interpretation zulassen, und Einengungen, die beim Mitarbeiter das Gefühl auslösen, gegängelt zu werden oder ihn daran hindern, Eigeninitiative zu entwickeln.

Nur eine Stellenbeschreibung, die regelmäßig aktualisiert wird, wird sich als wirksam erweisen. Mindestens alle zwei Jahre sind ihre Inhalte mit der Praxis zu überprüfen.

Inhalte der Stellenbeschreibung und ihre Form

In einer Stellenbeschreibung werden folgende Punkte erfaßt:
— Name des Krankenhauses
— Seitenzahl
— Name des Stelleninhabers
— Bezeichnung der Stelle
— Arbeitsbereich
— Stelleninhaber wird vertreten von ...
— Stelleninhaber vertritt ...
— direkte vorgesetzte Stelle(n)
  • disziplinarisch
  • fachlich (Weisungsbefugnisse)
— Zielsetzung der Stelle
— Aufgaben, Verantwortungen, Kompetenzen
— Mitarbeit in Gremien, Arbeitskreisen, Fachausschüssen
— Zusammenarbeit mit anderen Stellen
— Anforderungen an den Stelleninhaber
  • Alter
  • Ausbildung
  • Fort-/Weiterbildung
  • berufliche Erfahrungen
  • besondere Fähigkeiten/Kenntnisse
— Einführungsdatum
— Aktualisierungsdaten
— Unterschriften
  • Träger
  • Vorgesetzter
  • Stelleninhaber
  • Verfasser der Stellenbeschreibung

Diese Inhalte sind in eine überschaubare Form zu bringen.

Die Gestaltung einer Stellenbeschreibung unterliegt keinen Vorschriften, sie kann individuell vorgenommen werden. Die Beschreibung sollte übersichtlich sein. Es ist üblich, auf der ersten Seite einer Stellenbeschreibung die Einbindung der Stelle in die betriebliche Hierarchie und ihre spezielle Zielsetzung deutlich zu machen.

Auf den folgenden Seiten sind die Aufgaben, Kompetenzen und der Verantwortungsumfang sowie besondere Aufgaben und Befugnisse zu nennen. Dieser Katalog wird entsprechend der Position und der Ausführlichkeit der Formulierungen unterschiedlich lang sein. Es gibt die Tendenz, bei gehobenen Positionen weniger detailliert zu formulieren, um den Stelleninhabern Entscheidungsfreiräume zu gewährleisten. Nachgeordnete Stellen haben geringeren Freiraum. Es werden immer mehr Einzeltätigkeiten festgelegt. Die Aufgaben sind zahlreich. Es empfiehlt sich daher, sie in der Beschreibung zu gliedern. Sie wird damit übersichtlich.

Beispiele von Gliederungsmöglichkeiten einer Stellenbeschreibung für Mitarbeiter im Pflegebereich:

Beispiel 1: patientenbezogene Aufgaben
personalbezogene Aufgaben
betriebsbezogene Aufgaben

Beispiel 2: pflegerische Aufgaben
administrative Aufgaben
organisatorische Aufgaben
kommunikative Aufgaben
Leitungsaufgaben/Führungsaufgaben
besondere Aufgaben
besondere Kompetenzen

Zielsetzung der Stelle

Die Zielsetzung einer einzelnen Stelle geschieht im Rahmen der Gesamtzielsetzung des Krankenhauses.

Beispiel einer Stellenbeschreibung für Stationsleitungen:
(erarbeitet von Lehrgangsteilnehmern und Dozenten des BZE)

KOPF-KH	STELLENBESCHREIBUNG	Seite 1

Stelleninhaber: *Manuela Handschuh*	
Bezeichnung der Stelle: *Stationsleitung*	Arbeitsbereich: *Innere Medizin, Station 3*
Stelleninhaber wird vertreten von: *2 stellvertretenden Stationsleitungen*	Stelleninhaber vertritt: *Klinikoberschwester in der Nachtdienstplanung*
Direkte vorgesetzte Stelle(n) disziplinarisch: *Pflegedienstleitung* fachlich: pflegerisch: *Pflegedienstleitung* medizinisch: *Arzt*	Direkt nachgeordnete Stelle(n) disziplinarisch: *Mitarbeiter der Station* fachlich: *Mitarbeiter der Station*

Zielsetzung der Stelle:
— *Patienten erfahren eine individuelle Krankenpflege*
— *Mitarbeiter erhalten Unterstützung in ihrem Bemühen um selbständiges und verantwortliches Arbeiten*
— *Schüler erleben die Station als Ausbildungsstätte*
— *die Organisation-/Sachmittelverwaltung ist sinnvoll gestaltet bei Berücksichtigung angemessener Wirtschaftlichkeit*

Anforderungen an den Stelleninhaber:
— Alter: *keine Vorgaben*
— Ausbildungen: *Krankenpflegeausbildung*
— Fort-/Weiterbildungen: *Stationsleitungslehrgang*
— berufliche Erfahrungen: *2 Jahre*
— besondere Fähigkeiten: *Führungsqualifikation*
  Durchführung der Krankenpflege nach dem Krankenpflegeprozeß

Aktualisierung:
Datum:... Unterschrift:...
Datum:... Unterschrift:...
Datum:... Unterschrift:...

Die Stellenbeschreibung tritt in Kraft am:

Ort, Datum

Stempel, Unterschrift	*Sieglinde Urheber*	*M. Handschuh*
Träger	Pflegedienstleitung	Stelleninhaber/in

Verfasser der Stellenbeschreibung

| STELLENBESCHREIBUNG | Seite 2 |

Aufgaben und Verantwortung:

Patientenbezogene Aufgaben:

— *Überwachung der Einhaltung eines zeitgemäßen Pflegestandards auf der Station*
— *Mithilfe bei der Pflege*
— *Mithilfe und Beratung bei der Erstellung von Pflegeplänen*
— *sachgemäßes Eingreifen und Anweisen der Mitarbeiter bei lebensbedrohlichen Zuständen des Patienten*
— *regelmäßiger Kontakt zu allen Patienten*
— *Überwachung der ordnungsgemäßen Durchführung therapeutischer und diagnostischer Maßnahmen*
— *Kontaktpflege zwischen Patient—Mitpatient*
                          Patient—Arzt
                          Patient—Pflegepersonal
— *Kontaktpflege zu Angehörigen des Patienten*
— *Information des Patienten die Pflege und die Organisation des Stationsablaufes betreffend*
— *Sicherstellung der Durchführung von Nottaufen und Nottestamenten*
— *Kontaktherstellung zu sozialpflegerischen und sozialpädagogischen Einrichtungen, zur Krankenhausseelsorge*
— *Gespräche mit den Patienten*

Betriebsbezogene Aufgaben:

— *Planung der Bettenbelegung und Verlegung der Patienten innerhalb der Station in Kooperation mit dem Stationsarzt*
— *Überwachung der Hygiene- und Unfallverhütungsvorschriften auf der Station in Zusammenarbeit mit dem Sicherheitsbeauftragten des Hauses*
— *Überwachung der Medikamentenanforderung und -aufbewahrung*
— *Sachmittelverwaltung und -anforderung*
— *Meldung von Reparaturen*
— *Überwachung von Notfallbesteck und Sterilgut*
— *Koordination des Arbeitsablaufes auf der Station mit den anderen Betriebseinheiten*

STELLENBESCHREIBUNG

Personalbezogene Aufgaben:

— *Planung des Personaleinsatzes mit Absprache der Mitarbeiter*
— *Planung der Dienstzeit im Rahmen der hausinternen Vorgaben und der gesetzlich vorgeschriebenen Arbeitszeit nach den Bedürfnissen der Station und nach Absprache mit den Mitarbeitern*
— *Verantwortung für die Einhaltung der Arbeitszeit*
— *Aufstellung von Urlaubsplänen in Absprache mit den Mitarbeitern*
— *Organisation des Tagesablaufes*
— *Organisation der Arbeitseinteilung, Aufgabenverteilung nach der Mitarbeiterqualifikation*
— *Verantwortung für die Einführung neuer Mitarbeiter*
— *Meldung von Dienstausfällen*
— *Regelung des Nachtdienstes in Absprache mit der Pflegedienstleitung*
— *Anforderung von Sitzwachen — wenn nötig*
— *Verantwortung für die Fortführung des Stationsbetriebes bei Abwesenheit — entsprechende Vorbereitung der Mitarbeiter*
— *Verantwortung für die Anleitung von Auszubildenden nach den Richtlinien der Ausbildungsstätte*
— *Beurteilung der Leistung der Mitarbeiter in Absprache mit dem übrigen Pflegepersonal*
— *Durchführung von Mitarbeiterbesprechungen*
— *Durchführung von Pflegevisiten und intrastationärer Fortbildung*
— *Anleitung der Mitarbeiter bei der Einführung neuer Pflege- und Behandlungsmethoden*
— *Teilnahme an Stationsleitungsbesprechungen*

Befugnisse:

— *Arbeiten delegieren*
— *bei allen Fragen, die die Station betreffen, beratend und entscheidend mitarbeiten (z. B. bei Einstellung eines neuen Mitarbeiters auf der Station)*
— *bei Bedarf Mehrarbeit ansetzen*
— *Mitsprache bei der Zeugniserstellung von Mitarbeitern der Station*
— *Erlaubnis zur Umstellung des bereits erstellten Dienstplanes*

Besondere Verpflichtung:
— *permanente Fortbildung*

Beispiele:
Zielsetzung für die stellvertretende Stationsleitung: Unterstützung der Stationsleitung durch Fortsetzung ihrer „Linie" während ihrer Abwesenheit in ihren Leitungsfunktionen (Kontinuität der von der Stationsleitung geschaffenen Linie).

Zielsetzungen für den Nachtdienst:
— Kontinuität des gemeinsam auf der Station abgesprochenen Pflegestils
— ein an das Schlafbedürfnis der Patienten angepaßtes Ruheangebot (soweit äußere Umstände das zulassen)
— Milderung der bei Patienten abends und nachts insbesondere auftretenden Ängste und Besorgnisse
— Fortführen einer sinnvollen Arbeitsorganisation
— Befähigung von Schülern und neuen Mitarbeitern zur eigenständigen Durchführung von Nachtdiensten

---

Übung:
— Formulieren Sie Ziele für Ihre eigene Stelle!
— Formulieren Sie Ziele für andere Stellen aus Ihrem Arbeitsbereich!
— Wodurch unterscheiden sich die Zielsetzungen der verschiedenen Stellen?

Ermittlung der Aufgaben, Kompetenzen und Verantwortungen für eine Stellenbeschreibung

Es gibt zwei wesentliche Situationen, für die Stellenbeschreibungen notwendig werden:
a) Eine Stelle wird neu geschaffen
   Beispiel für die jüngere Krankenpflegegeschichte sind die Stellen der
   — Abteilungsleitungen (in den Pflegegruppensystemen)
   — Krankenpflegehelfer/innen
   — Stationssekretärinnen

Im Fall der Neuschaffung von Stellen ist die Gesamtaufgabe der Station in Einzelfunktionen zu zerlegen (Aufgabengliederung s. S. 13), und danach zu sinnvollen Komplexen zusammenzufügen. Diese Arbeitskomplexe werden dem Personal seiner Qualifikation entsprechend zugeordnet.
b) Stellen ändern sich oder sollen überprüft werden
   — auch hier ist eine ausführliche Aufgabengliederung unbedingt erforderlich
   — alle Mitarbeiter des betreffenden Arbeitsbereiches schreiben ihre tägliche Arbeit auf (Ist-Erhebung)

— Die Auflistung wird analysiert
  • Entsprechen die Arbeiten der Zielsetzung der Stelle?
  • Gibt es Arbeiten, die regelmäßig wahrgenommen werden müßten, jedoch nicht werden?
  • Wie groß ist der Arbeitsumfang für die einzelnen Mitarbeiter?

Folgender Bogen kann eine Hilfestellung für die Durchführung sein:

Uhrzeit von | bis	Welche Tätigkeiten führen Sie aus?	Was müßte sich an Ihrer Tätigkeit ändern, damit Sie wirkungsvoller arbeiten können? In welchen Angelegenheiten benötigen Sie mehr Entscheidungsbefugnis? Welche der aufgeführten Tätigkeiten sollten sinnvollerweise anderweitig erledigt werden? ...

Weitere Fragen: Benötigen Sie für Ihre Aufgaben besondere Fähigkeiten?

Aus: **Knebel/Schneider:** Taschenbuch zur Stellenbeschreibung — I.-H.-Sauer-Verlag, Heidelberg, 1978, 2. Auflage (verändert).

Abb. 4: Erhebungsbogen

1.4.2. Das Funktionendiagramm

Neben der Stellenbeschreibung gibt es das Funktionendiagramm, durch das sich Aufgaben- und Funktionenzuordnung bestimmen lassen. Seine Struktur ist einfach und weist andere Schwerpunkte auf als die Stellenbeschreibung.

Das Funktionendiagramm ist eine grafische Darstellung, in die eingetragen wird, welche *Stellen* mit welchen *Funktionen* an der Erfüllung von Aufgaben beteiligt sind.

Sowohl bei einer Stellenbeschreibung als auch bei einem Funktionendiagramm sollte die Differenzierung der Tätigkeiten nicht bis ins Detail vorgenommen werden, da sonst das Instrument unübersichtlich wird und nicht mehr praktikabel ist.

Das Funktionendiagramm bietet sich insbesondere bei Problembereichen an.

Aufgaben \ Stellen	Diensthabender Arzt	Stationsleitung	Krankenschwester/-pfleger	Abteilungsleitung	Arztsekretärin	Verwaltung
Patientenanmeldungen einplanen und terminieren				P		
Aufnahmeformalitäten ausfüllen					D	
Stationszuweisung innerhalb einer Fachdisziplin	E					
Zimmerzuweisung		E				
Pflegeanamnese			D			
Statistiken zu Forschungszwecken für ärztliche Abteilungsleiter					D	

Schema aus: Das Funktionendiagramm — Ein Organisations- und Führungsinstrument für Spitäler. Schweizerisches Krankenhausinstitut.

Die Buchstaben in dem Diagramm stehen für Funktionen:
P = Planungsfunktion   D = Durchführungsfunktion   E = Entscheidungsfunktion

Abb. 5: Das Funktionendiagramm

Aufgaben \ Stellen	Krankenschwester/-pfleger	Krankenpflegehelfer/in	Pflegehelfer/in	Schüler/in*)	ZDL Praktikant/in	Arzt
Punktion der Vene zur Blutentnahme	(D)				D	
i. m. Injektionen	D			(D)		
i. v. Injektionen						D
Injektionen in liegende Infusionssysteme						D
Vorbereitung der Utensilien zum Spritzen und Infusionen anlegen				D		
Anlegen von Infusionen						D
Umstecken von Infusionen	D			(D)		
Vorbereitung der Utensilien für Transfusionen	D			(D)		
Anlegen von Transfusionen						D
Umstecken von Transfusionen						D

*) Abhängig vom Ausbildungsstand des Schülers

D = Durchführung
(D) = Durchführung bei Anleitung und Überwachung und persönlicher Delegation

Stellenbeschreibung und Funktionendiagramm lassen sich als Instrumente kombinieren.

Abb. 6: Die Durchführungsverteilung bei Injektionen und Infusionen

Die besonderen Schwerpunkte beider Systeme werden noch einmal zum Vergleich gegenübergestellt:

Stellenbeschreibung	*Funktionendiagramm*
— Aufgaben, Kompetenzen und Verantwortung für eine einzelne Person lassen sich ersehen.	— Wieviel und welche Stellen mit welcher Funktion an der Aufgabenerfüllung mitwirken, ist erkennbar.
— Es zeigt sich weniger Transparenz, da die Stellenbeschreibung an jeweils eine Person ausgehändigt wird. Stellenbeschreibungen anderer Berufs- oder Gehaltsgruppen sind in der Regel nur auf Anfrage einzusehen.	— Hier ist Transparenz gegeben. Funktionen anderer Stellen sind ausgewiesen. Diese Form läßt gleichzeitig angestrebten Führungsstil erkennen (wer darf was entscheiden?).
— Überschneidungen bei der Aufgabenverteilung werden nicht sehr deutlich.	— Überschneidungen sind leicht erkennbar.
— Der Aufwand für Erstellung und Überarbeitung ist sehr hoch.	— Der Arbeitsaufwand ist niedriger.

> **Übung:**
> - Überprüfen Sie die als Beispiel eingegebene Stellenbeschreibung für eine Stationsleitung im Hinblick auf Ihre eigene Stelle!
>   In welchen Punkten würden Sie sie verändern?
> - Benutzen Sie für Problembereiche das Funktionendiagramm!

2. Grundsätze für das Organisieren

Der Auftragsanteil aus der Gesamtaufgabe des Krankenhauses, der dem Pflegebereich obliegt, muß in seine Einzelfunktionen zerlegt werden. Dadurch wird es möglich, ein Konzept für die Arbeits- und Personaleinteilung zu erstellen. Außerdem müssen Spielregeln beachtet werden, die die individuellen Wünsche, Arbeitsauffassungen und Vorstellungen von der Arbeitsdurchführung der Mitarbeiter möglichst berücksichtigen und eine gute Zusammenarbeit fördern.

2.1. Aufgaben gliedern

Die Aufgabengliederung
— „dient dazu, die zu verteilenden Aufgaben zu erkennen und ... zu ordnen". (21)
— schafft Übersicht über Art und Menge der Tätigkeiten
— erleichtert die Ermittlung von Zeitaufwand für bestimmte Aufgaben
— ermöglicht die sachgerechte Zuordnung von Aufgaben an die entsprechenden Mitarbeiter
— ist Voraussetzung, um einen sinnvollen Zusammenhang
— räumlich und zeitlich — von Einzelaufgaben herzustellen, d. h. zu organisieren.

2.2. Aufgabe, Kompetenz und Verantwortung abstimmen

Eine Krankenschwester im Nachtdienst hat die Aufgabe, Patienten zu pflegen und zu überwachen. Um diese Aufgabe erfüllen zu können, benötigt sie Kompetenzen. Sie benötigt dafür sowohl Sachkompetenz für die Durchführung ihrer pflegerischen Arbeit als auch Befugnisse (Kompetenzen) z. B. Entscheidungen zu treffen oder den Zugang zum Medikamentenschrank zu haben.

Beispiel:

Es besteht die ärztliche Anordnung, einem schwerkranken Patienten in vorgegebenem Zeitrhythmus einen „Cocktail" zu spritzen, damit er seinen eigenen Zustand nicht so klar erlebe. Als die Schwester zum zweiten Male in der Nacht dem Patienten die Spritze geben will, bedeutet ihr der Kranke nachdrücklich, er wolle sie nicht, er würde ja überhaupt nicht mehr richtig klar im Kopf. Patientenwunsch und ärztliche Anordnung stehen so im Widerspruch. Die Schwester entscheidet sich für den Patienten und damit gegen die Anordnung.

Der Grundsatz heißt: „Aufgabe, Kompetenzen und Verantwortung müssen einander genau entsprechen" (14)

Aufgabe: Krankenpflege im Nachtdienst

Kompetenz: notwendige Entscheidungen treffen

Verantwortung: Eintreten für die Folgen von Entscheidungen und Handlungen

Krankenpflegepersonal im Nachtdienst ist darauf angewiesen, selbständig zu entscheiden, da es

Aufgabengliederung

PFLEGETÄTIGKEITEN	ORGANISATORISCHE TÄTIGKEITEN	KOMMUNIKATIVE/ PÄDAGOGISCHE TÄTIGKEITEN
— *Krankenpflege* Pflegekonzept erstellen Pflege vorbereiten, durchführen und nachbereiten — *Administration* Laufende Akten führen (Kurven, Aufnahme- und Entlassungspapiere) Nachweisführung (Patienten, Mitternachtsstatistik) Bestellwesen — *Hauswirtschaft* Reinigungsarbeiten um den Bettplatz und in Arbeitsräumen Blumenversorgung	— *Arbeitsplanung* Arbeitsablauf Personaleinsatz — *Koordination* innerhalb des Pflegeteams und mit anderen Bereichen — *Personaleinteilung* Dienstplan Urlaubsplan — *Sachgüterverwaltung* Bestellwesen Lagerhaltung Umgang mit Sachgütern	— *Gespräche* Informationsgespräche Planungsgespräche Problemlösungsgespräche — *Einarbeitung neuer Mitarbeiter* — *Schüleranleitung* — *Beurteilung* — *Intrastationäre Fortbildung*

alleine ist. Seine Ausbildung rechtfertigt den Anspruch, daß es die Konsequenzen seiner Entscheidung einschätzen kann. Die Schwester hat sich im geschilderten Fall entschieden, den Wunsch des Patienten nach „Klarheit im Kopf" zu respektieren und in der Nacht keinen Arzt über die Verweigerung der Spritze zu informieren. Sie hat am folgenden Tag diese Entscheidung verantwortet.

In die gleiche Situation hätten ungelernte oder Hilfskräfte geraten können. Wie hätten sich diese verhalten? Aufgabe, Kompetenz und Verantwortung hätten sich hier nicht entsprochen. Hätten sie es verantworten können, gegen ärztliche Anordnung zu handeln oder dem Patienten gegen seinen Willen die Spritze zu geben? Die Situation (Aufgabe) wäre für ihre Kompetenz zu groß gewesen.

Auch die umgekehrte Situation ist denkbar, nämlich, daß Mitarbeitern ständig weniger abverlangt wird, als sie zu tun und zu verantworten in der Lage sind.

Beispiel:

Ein Mitarbeiter hat hervorragendes Talent zur Arbeitsorganisation bewiesen. Da die Form dieser Organisation auf der jetzigen Station nicht dem üblichen Stil entspricht, besteht auch für die Zeit der Stellvertretung nicht die Befugnis, sie zur Aufgabenbewältigung anzuwenden, obwohl sie als gut anerkannt ist.

Es ist wichtig, daß jeder Mitarbeiter die Verantwortung und Kompetenz kennt, die er mit einer Aufgabe übernimmt.

Übung:
Finden Sie Beispiele aus Ihrer Praxis, in denen die Aufgaben größer oder kleiner sind als die vorhandenen Kompetenzen und die damit verbundene Verantwortung!

2.3 Kompetenzen delegieren

Oft sind leitende Mitarbeiter so stark belastet, daß sie ständig Überstunden machen, während andere Kollegen eher unterfordert sind. Sie müssen deshalb Aufgaben und Befugnisse delegieren, um sich von Routinearbeiten frei zu machen und erreichen damit in der Regel auch eher eine höhere Verantwortungsbereitschaft und Einsatzwilligkeit der Mitarbeiter mit positiver Auswirkung auf das Arbeitsklima.

Zu beachten ist jedoch, daß auch im Fall von Delegation die *Gesamtverantwortung* bei dem leitenden Mitarbeiter verbleibt, obwohl der einzelne Kollege selbst die Durchführung seines Arbeitsauftrages zu verantworten hat. Der leitende Mitarbeiter verantwortet den Gesamtablauf in seinem Arbeitsbereich. Gesamtverantwortung tragen heißt, die Folgen seiner Handlungen und Delegationen absehen und dafür einstehen. Mit der Delegation von Kompetenzen ist gleichzeitig die eigene Handlungsfreiheit eingeschränkt. Der Vorgesetzte kann nur noch indirekt in den Kompetenz- und Verantwortungsbereich des Nachgeordneten eingreifen. (14)

Beispiele

Ein neuer Mitarbeiter kommt auf die Station. Pfleger A wird beauftragt, ihn einzuarbeiten. Die Stationsleitung beobachtet, daß Pfleger A einen Patienten unsachgemäß lagert. Sie macht ihn in einem Einzelgespräch darauf aufmerksam und bittet, dem neuen Kollegen die richtige Methode zu zeigen und sie selbst zu praktizieren. Pfleger A verantwortet die einzelne Handlung, für die richtige Einarbeitung eines neuen Mitarbeiters trägt die Stationsleitung die Verantwortung.

Übung:
— Kennen Sie das Problem der eigenen Arbeitsüberlastung? Mögen Sie manche Arbeiten nicht durch andere Mitarbeiter erledigen lassen? Läßt Ihr Vorgesetzter an manche Arbeiten niemanden heran? Welche Arbeiten sind das?
— Suchen Sie Aufgaben aus Ihrem Arbeitsbereich, deren Delegation eine gleichmäßige Arbeitsbelastung und Motivationsverstärkung für die Mitarbeiter bedeuten könnte!

2.4. Stellvertretung regeln

Stellvertretung heißt die vorübergehende Übernahme von Aufgaben und Kompetenzen eines zu vertretenden Mitarbeiters. Wer wen in welchem Umfang zu vertreten hat, muß geklärt sein. Das bedeutet, daß
— sich jeder auf die Übernahme anderer Aufgaben vorbereiten kann

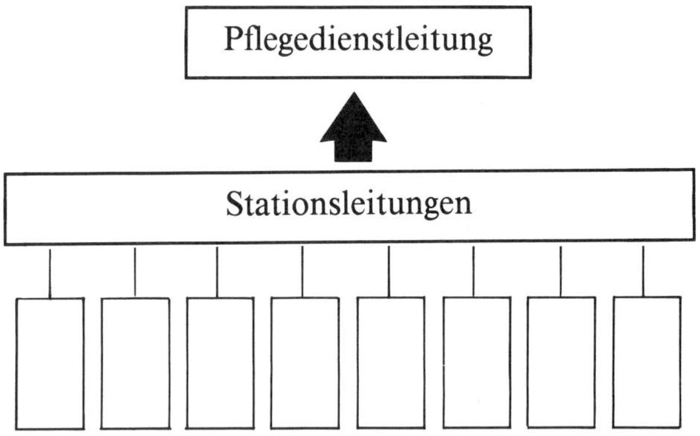

```
        ┌─────────────────────────┐
        │   Pflegedienstleitung   │
        └─────────────────────────┘
                     ▲
        ┌─────────────────────────┐
        │    Stationsleitungen    │
        └─┬──┬──┬──┬──┬──┬──┬──┬──┘
          │  │  │  │  │  │  │  │
          □  □  □  □  □  □  □  □
```

— dieses Modell ist in kleineren Häusern anzutreffen.
— Stationsleitungen übernehmen die Stellvertretung der Pflegedienstleitung

Abb. 7: Modell 1

— die Übernahme oder Übergabe rechtzeitig geplant werden kann

Stellvertretungen können die ganze Arbeit oder einen Teil der Arbeit wahrnehmen. Abhängig von Größe und Bauweise der Krankenhäuser gibt es kürzere oder längere Wege in der Hierarchie des Pflegepersonals. Die nachfolgenden drei Modelle veranschaulichen dies. Mögliche Stellvertretungen lassen sich daraus ableiten.

In allen drei Modellen ist die partielle Stellvertretung denkbar.

Modell 1:
Eine Stationsleitung nimmt die administrativen, die andere Stationsleitung die personalbezogenen Aufgaben der Pflegedienstleitung wahr.

Modell 2:
Eine Schichtleitung übernimmt die Visite mit ihrer Ausarbeitung, die andere schreibt Dienstpläne.

Modell 3:
Die drei Abteilungsleitungen übernehmen jeweils in ihrem Bereich die Funktion der Pflegedienstleitung. Zusätzlich übernehmen sie Einzelfunktionen aus dem Aufgabenbereich der Pflegedienstleitung.

1. Abteilungsleitung führt Gespräche und Hausführungen mit Bewerbern durch.
2. Abteilungsleitung nimmt an Gesprächen verschiedener Gremien teil.
3. Abteilungsleitung übernimmt die Führung von Statistiken.

2.5. Dienstweg einhalten

In der Struktur einer Organisation sind Kommunikationswege zwischen Dienstvorgesetzten und -nachgeordneten formal vorgegeben.

„Der Dienstweg gilt für Anordnungen, Entscheide und Aufträge; über Kreuz- und Querverbindungen, also Abweichungen vom Dienstweg, laufen Mitteilungen, Vorschläge und Auskünfte." (14)

Das Einhalten des Dienstweges ist ein wichtiger Grundsatz zur Unterstützung der Leitungsebene und zur Erhaltung des Betriebsfriedens. Als typische Kommunikationswege werden in der Organisationssoziologie das Einlinien- und das Mehrliniensystem vorgestellt.

Das *Einliniensystem:* Der Grundgedanke des Einliniensystems besteht darin, daß eine untergeordnete Stelle jeweils von einer übergeordneten Stelle Anordnungen erhält. Die untergeordnete

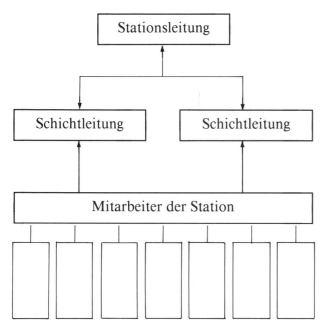

— die Stationsleitung nimmt ihre Stelle wahr, vergleichbar einer Abteilungsleitung
— die Schichtleitungen vertreten die Stationsleitung
— die Stationsleitung vertritt die Schichtleitung
— Mitarbeiter der Station vertreten Schichtleitungen

Abb. 8: Modell 2

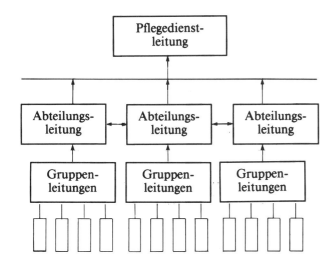

— die Abteilungsleitungen vertreten die Pflegedienstleitung
— Gruppenleitungen vertreten Abteilungsleitungen ihrer Abteilung
— Abteilungsleitungen vertreten sich gegenseitig

Abb. 9: Modell 3

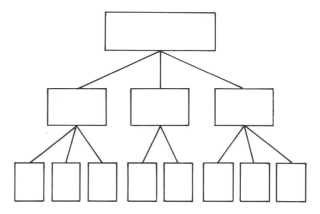

Abb. 10: Einliniensystem

Stelle ist nur über eine leitungsorientierte Beziehung (Befehlslinie) mit der übergeordneten verbunden. (12)

Bei einem *Mehrliniensystem* sind mehrere übergeordnete Stellen weisungsbefugt. (12)

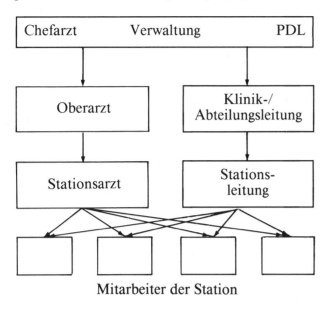

Abb. 11: Mehrliniensystem

In der Struktur eines Krankenhauses ist der Pflegedienst in ein Mehrliniensystem eingebunden. Für den medizinisch-therapeutischen Bereich ist er an die Weisungen des Arztes gebunden, im pflegerischen und organisatorischen Bereich an die des pflegerischen Vorgesetzten.

Während weitgehend im Krankenhausdirektorium Pflege-, Arzt- und Verwaltungsvertretung gleichberechtigt sind, wird das doppelte Weisungsrecht auf der Stationsebene praktiziert. Dabei muß deutlich sein, daß zwar der Arzt das fachlich spezialisierte Anordnungsrecht für den medizinisch-therapeutischen Bereich hat, aber nicht der direkte Dienstvorgesetzte des Krankenpflegepersonals ist. Der Dienstvorgesetzte wird durch das pflegerische Liniensystem des Krankenhauses bestimmt. Bei Konflikten mit einem Stationsarzt, die nicht miteinander ausgetragen werden können, ist der pflegerische Dienstvorgesetzte einzuschalten.

Grundsatz 1:
Nachgeordnete Mitarbeiter erhalten nicht von mehreren Vorgesetzten Anordnungen (die sich möglicherweise widersprechen).

Negativbeispiel:
Während eine Abteilungsleitung den Gruppenmitgliedern mitteilt, sie mögen im Falle hohen Arbeitsaufkommens eine Aushilfskraft anfordern, ordnet die Pflegedienstleitung für die gleiche Situation Überstunden an.

Ergebnis: Verwirrung, Unsicherheit, Ausspielen der beiden Übergeordneten gegeneinander und Ausnutzung der Situation für die eigenen Bedürfnisse, Ärger.

Grundsatz 2:
Nachgeordnete Mitarbeiter regeln üblicherweise Angelegenheiten, die die Station betreffen, zuerst mit den direkten Vorgesetzten.

Negativbeispiel:
Eine Krankenschwester vereinbart mit der Pflegedienstleitung die Durchsetzung ihrer außergewöhnlichen Urlaubswünsche, während die Stationsleitung sich nicht in der Lage sieht, diesen Wünschen nachzukommen, da bereits andere Anmeldungen bestehen. Die Mitarbeiterin hat diese Wünsche zuvor nicht mit der Stationsleitung besprochen.

Ergebnis: Beziehungskonflikte zwischen Stationsleitung und Mitarbeitern, Störung des Arbeitsklimas.

Das Pflegepersonal empfindet die Schwäche in der Leitungsebene.

Es können Situationen eintreffen, die die Nichteinhaltung des Dienstweges rechtfertigen. In solchen Fällen sind die übergangenen Instanzen nachträglich zu informieren. Dies gilt für beide Hierarchierichtungen.

> **Aufgabe:**
> Erinnern Sie sich an Situationen, in denen der Dienstweg nicht eingehalten wurde.
> Welche Folgen hatte das?

2.6. Die Pflicht, zu informieren und das Recht, informiert zu sein

Ein funktionierendes Informationssystem für das gesamte Betriebspersonal verhindert das Entstehen von Ängsten, Spekulationen und Gerüchten. Informierte Betriebsangehörige sehen sich anerkannt. Sie bedürfen für ihre Arbeit weniger Rückfragen und entwickeln größere Sicherheit in der Erfüllung ihrer Aufgaben.

Bestimmte Informationen werden in den verschiedenen hierarchischen Ebenen funktionsbezogen gefiltert, um ein Überfluten von Nachrichten, die keinen direkten Entscheidungs- und Arbeitsbezug haben, zu verhindern. Ein Mißbrauch dieser Filterung ist dann gegeben, wenn zum Zweck der Machtausübung benutzte Informationen zurückgehalten werden.

Alle Mitarbeiter, sowohl leitende als auch nachgeordnete, sind auf gegenseitiges Informieren angewiesen, um entscheidungs- und handlungsfähig zu sein.

Beispiel:
Es soll entschieden werden, ob ein neuer Mitarbeiter nach Ablauf seiner Probezeit weiterhin angestellt wird. Die Stationsleitung stimmt der Einstellung zu. Nach drei Wochen beklagt sie sich jedoch über das ständige Zuspätkommen und die fehlende Arbeitsmotivation dieses Mitarbeiters. Er sei deshalb schon häufig während der Probezeit aufgefallen. Sie hätte dies verschwiegen, weil sie nicht für eine evtl. Kündigung verantwortlich sein wolle.

Die Stationsleitung hat die *Pflicht,* ihre Vorgesetzten angemessen zu informieren. Diese Pflicht ergibt sich aus der Verantwortung dem Patienten, den übrigen Kollegen und schließlich dem betroffenen Mitarbeiter gegenüber, der ein Recht hat zu erfahren, wie er beurteilt wird. Die Pflegedienstleitung hat das *Recht,* orientiert zu sein. Sie trägt die Gesamtverantwortung für den pflegerischen Bereich eines Krankenhauses, also auch für den Bereich, für den eine einzelne Stationsleitung Leitungskompetenz hat.

Übung:
Schildern Sie Situationen, in denen ein Informationsdefizit zur oberen oder unteren Hierarchieebene zu unerwünschten Reaktionen oder Ereignissen führte.

2.7. Arbeit kontrollieren

In gleichem Maße, in dem jeder Mitarbeiter für die Durchführung seiner Arbeitsaufgaben Verantwortung trägt, muß er auch selbst seine Arbeitsergebnisse kontrollieren.

Das gleiche gilt für leitende Mitarbeiter. Sie haben in der Verantwortung für die Gesamtaufgabe die Verpflichtung, sich über die Arbeitsdurchführung der Mitarbeiter zu informieren, eventuell Korrekturen vorzuschlagen oder vorzunehmen und sich von der Qualität der Arbeitsleistung zu überzeugen.

Nach der Definition ist die Kontrolle der Arbeit ein sachbezogener Vorgang. Da Arbeit von Menschen geleistet wird, sind sie in dieses Kontrollsystem mit eingebunden, und es gehört zu einer der wichtigen Führungsaufgaben, die Rückmeldung über erkannte Arbeitsfehler ohne persönliche Abwertung des Mitarbeiters zu geben.

Jeder Krankenpflegeschüler und Mitarbeiter, der sich in ein unbekanntes Fachgebiet oder eine neue Station einarbeiten muß, bedarf der Anleitung und Kontrolle in seiner Arbeit, um Fachkompetenz zu erlangen. Bei positiver Selbstwertschätzung und Wertschätzung der Mitarbeiter untereinander ist die Arbeitskontrolle ein selbstverständlicher Vorgang.

Übung:
— Finden Sie Formen zur Durchführung der Überwachung.
— Welche Formen erleben Sie für sich als akzeptabel?
  a) als Überwachter
  b) als Überwacher
— Besprechen Sie die Formen und Ihr Ergebnis mit Ihren Kollegen.

2.8. Arbeiten koordinieren

Während bei der Aufgabengliederung eine größere Arbeitsaufgabe in Einzelmaßnahmen zerlegt wird, ist es Aufgabe der Koordination, diese Einzeltätigkeiten in der Durchführung sinnvoll aufeinander abzustimmen.

Mit dem Koordinieren von Arbeiten soll
— die Belastung der Patienten bei der Durchführung von Pflegemaßnahmen reduziert werden
— durch ein physisch-ökonomisches Arbeiten das Personal vor Arbeitsüberlastung geschützt werden
— ein höchstmöglicher Rationalisierungseffekt erreicht werden.

3. Schritte zur Lösung organisatorischer Probleme

— Warum fühlen sich die Mitarbeiter unserer Station so ungleichmäßig belastet?
— Warum müssen Patienten nachts geweckt und „frisch" gemacht werden, um anschließend wieder schlafen zu dürfen?
— Warum gelingt es den Pflegenden nicht, ihre Frühstückspause ungestört wahrzunehmen?

3.1. Eine Situation beschreiben und Ziele nennen

Fragen dieser Art dienen dazu, bestehende Ordnungen und Abläufe zu hinterfragen. Eine unbefriedigende Situation ist genau zu beschreiben, damit sie jeder, der bei einer Änderung behilflich sein wird, ausreichend verstehen kann. Danach wird überlegt, welches Ziel im Falle einer Änderung angestrebt werden soll.

Beispiel:

Eine Station hat täglich mehrere Patienten aufzunehmen, die auf Bestellung zwischen 9.00 Uhr und 10.00 Uhr kommen, um am nächsten Tag operiert zu werden. Daher muß noch am Aufnahmetag Untersuchungsmaterial zum Labor, das um 10.00 Uhr Annahmeschluß hat. Häufig kann jedoch die Zeit nicht eingehalten werden und das Material kommt zu spät. Ohne Befunde wird der Patient nicht prämediziert.

Zielsetzung: Die Befunde liegen am Aufnahmetag bis 17.00 Uhr auf der Station vor.

3.2. Informationen sammeln und auswerten

Die Beschreibung der problematischen Situation allein reicht meist nicht aus, um alle Einzelheiten zu überschauen und gezielt nach Auswegen suchen zu können. Es sind Fragen zu stellen und weitere Informationen zur Situation einzuholen.

Fortsetzung des Beispiels

— Warum wird die Aufnahme der Patienten in die Zeit zwischen 9.00 Uhr und 10.00 Uhr gelegt? Gibt es für diese Zeit zwingende Gründe?
— Welche Arbeiten hat das Pflegepersonal bis 10.00 Uhr durchzuführen? Werden im Tagesablauf Personalressourcen gebunden, die für eine schnelle Aufnahmeabwicklung dann nicht zur Verfügung stehen?
— Warum muß dem Labor das Untersuchungsmaterial von neuen Patienten bis 10.00 Uhr vorliegen? Um welche Materialien und Befunde handelt es sich? Könnte es Kompromisse zwischen aufschiebbaren und nicht aufschiebbaren Untersuchungen geben?

Mit diesen Fragen soll versucht werden, sogenannte „Schwachstellen" in der Organisation herauszufinden.

3.3. Lösungen suchen, diskutieren, bewerten

Mit neuen Lösungen sollen aufgefundene Schwachstellen beseitigt oder mindestens in ihren Auswirkungen gemildert werden.
— Welche Möglichkeiten sind bekannt?
— Was fällt uns noch dazu ein?
Lösungsalternativen suchen
— Vor- und Nachteile aller Alternativen sind gründlich zu erwägen.
Lösungsalternativen diskutieren
— Einige Alternativen werden als brauchbar, andere als unbrauchbar eingestuft.
Lösungsalternativen bewerten

Fortsetzung des Beispiels

Lösungsalternativen

— Ambulanz entnimmt Untersuchungsmaterial bei der Aufnahme des Patienten.
— Patient wird einen Tag später operiert.
— Das Labor nimmt Material bis 11.30 Uhr entgegen.
— Die Mitarbeiter auf der Station frühstücken in zwei Etappen.
— Die Patienten kommen zwischen 8.00 Uhr und 9.00 Uhr zur Aufnahme.

Diskussion der Lösungsvorschläge

— Die Ambulanz ist ausreichend beschäftigt. Sie hätte unter diesen Umständen mehrfach einen Mitarbeiter zum Labor zu schicken, was personell nicht machbar ist.
— Den Patienten einen Tag später zu operieren ist aus Kostengründen nicht vertretbar. Der Anlaß für die Verlängerung der Liegezeit ist auch den Patienten gegenüber nicht überzeugend darzustellen.
— Die Wartezeit ist für das Labor zu lange, da der Vormittag arbeitsmäßig so nicht ausgelastet ist. Die Gründe für diese Verschiebung sind außerdem nicht stichhaltig.
— Es ist nicht zu vertreten, daß die Mitarbeiter der Station während einer routinemäßigen — und damit kalkulierbaren — Schwerpunktarbeitszeit eine gemeinsame Frühstückspause wahrnehmen und damit die Ablieferung des Untersuchungsmaterials im Labor verzögern.
— Die Patienten kommen in der Regel von außerhalb mit langen Anfahrtswegen und können so früh nur umständlicherweise im Krankenhaus sein.

3.4. Entscheidungen treffen

Aus der Diskussion der Lösungsvorschläge soll hervorgehen, welche grundsätzlich durchführbar sind und primär in Frage kommen. Falls mehrere sinnvoll erscheinen, muß sich für einen Vorschlag entschieden werden.

Fortsetzung des Beispiels

Die Diskussion der Lösungsalternativen macht deutlich, daß es in diesem Fall eine eindeutige Lösung gibt. Das Mitarbeiterfrühstück in mindestens zwei Etappen ist die angemessenste Lösung. Die Analyse der Informationen hat gezeigt, daß es Schwachstellen in der morgendlichen Arbeitsorganisation der Station gab. Es stellte sich heraus, daß das Mitarbeiterfrühstück arbeitsorganisatorisch vorzuziehen ging und daß in dieser Situation die *gemeinsame* Frühstückspause nicht zu rechtfertigen war.

3.5. Durchführung planen und realisieren

Die Durchführung neuer Wege scheint zunächst selbstverständlich. In den meisten Fällen funktioniert sie nur dann, wenn

— jeder Beteiligte seinen Auftrag bei der Durchführung geplanter Veränderungen genau kennt (was er für die Durchführung zu tun hat).
— ein Zeitplan für das Vorgehen festgelegt wird.
— Mitarbeiter, die von einer Änderung betroffen sind, informiert sind.

Fortsetzung des Beispiels

— Die Stationsleitung informiert alle Mitarbeiter der Station über diese Entscheidung, sofern sie nicht dabei waren.
— Die Entscheidung gilt ab morgen.
— Die jeweilige Schichtleitung sagt nach Verteilen des Patientenfrühstücks, ab wann wer mit wem zum Kaffeetrinken geht.

3.6. Kontrollieren

Ergebnisse neuer Versuche sind zu erfragen, selbst bei einfachen Änderungen, wie in diesem Beispiel. Zu häufig verlaufen neue Vorschläge im Sande, weil weder die Durchführung geplant, noch je nach Ergebnissen gefragt wird.

Fortsetzung des Beispiels

— Sind die Befunde um 17.00 Uhr regelmäßig auf der Station?
— Treten noch Komplikationen dabei auf?
— Wie kommen die Mitarbeiter mit dieser morgendlichen Frühstückseinteilung zurecht?

Diese Fragen sollten so lange gestellt werden, bis keine Schwierigkeiten mehr auftreten und das neue Vorgehen den Mitarbeitern selbstverständlich geworden ist.

Die Kontrolle überprüft den Grad der Übereinstimmung von
— angestrebtem Ziel = Soll
und den
— Auswirkungen veränderter Arbeitsorganisation = Ist

4. Arbeit erfassen, einteilen und verteilen

Sie übernehmen die Leitung auf einer Ihnen fremden Station. Außer den drei Gegebenheiten „STATION, PATIENTEN, MITARBEITER" wissen Sie nichts von Ihrem neuen Arbeitsplatz. Was interessiert Sie zuerst?

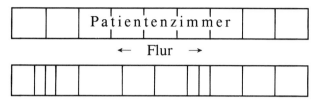

Dies ist eine Krankenstation;

```
0000000    hier sind die              . . . und dort sind
 000000    Patienten der              ihre Mitarbeiter.
  00000    Station . . .
   0000                                               0
    000                                              00
     00                                             000
      0                                            0000
                                                  00000
```

Abb. 12: Ihre neue Station.

4.1. Fragen zur Arbeitseinteilung

Zuerst interessiert die Frage nach dem

Was und wieviel?

Sie gibt Antwort über Art und Menge der anfallenden Arbeit. Wie viele Patienten werden grundpflegerisch auf dieser Station betreut? Wie viele Patienten werden täglich operiert? In welchem Ausmaß wird Diagnostik betrieben? Wieviel Patienten werden durchschnittlich wöchentlich aufgenommen bzw. entlassen? Ohne eine Vorstellung vom Arbeitsanfall ist keinerlei sinnvolle Planung möglich.

Wann und wie lange?

Wann fällt die vorhandene Arbeit an? Es gibt feststehende Zeiten für bestimmte Arbeiten pro Tag, pro Woche, an denen sich weitere Zeit- und Arbeitsplanungen orientieren. Es gibt Arbeiten, die

a) zu festgesetzten Zeiten durchgeführt werden müssen — pro Tag und pro Woche (Mußarbeiten — zeitlich festgelegt, z. B. Essenzeiten)

b) täglich durchgeführt werden müssen, bei denen aber die Möglichkeit besteht, Zeiten der Durchführung zu variieren (Mußarbeiten — zeitlich nicht festgelegt, z. B. Ganzkörperwäsche eines Patienten)

c) „zwischendurch" erledigt, aber aufgeschoben werden können, wenn dringendere Arbeiten vorliegen (Kannarbeiten — zeitlich nicht festgelegt, z. B. Aufräumen des Medikamentenschrankes).

Wie lange dauern bestimmte Arbeiten, z. B. das Waschen bettlägeriger Patienten, das Austeilen von Medikamenten, prä- und postoperative Pflegen bei bestimmten Operationen?

Nachdem die Arbeitsmenge, die Zeit, die für die Arbeit benötigt wird und der Zeitpunkt, wann diese Arbeit anfällt, bekannt sind, läßt sich der Mitarbeiter- und Sachmitteleinsatz planen.

Wer mit wem?

Wer sind die Mitarbeiter der Station? Wer nimmt welche Aufgaben wahr? Braucht ein Mitarbeiter mehr Zeit für eine Arbeit, weil er noch nicht eingearbeitet ist? Welche Mitarbeiter sollen zusammenarbeiten?

Kompetenzen und Verantwortungen der Mitarbeiter, die verschiedene berufliche Qualifikationen haben, sind gegeneinander abzugrenzen. Die Zusammenarbeit mit Schülern, neuen Mitarbeitern, ist zu organisieren.

Wie?

klärt die Frage nach der Arbeitsdurchführung und -qualität, z. B. wie kann in schonender Arbeitsweise für Patienten und Personal gebettet werden?

Womit?

stellt als Frage fest, ob bei bestimmten Arbeiten mit Hilfsmitteln gearbeitet werden muß, ob ein Arbeitsplatz ausreichend mit Pflegeartikeln ausgestattet ist und ob der Arbeitsmitteleinsatz sinnvoll organisiert ist.

Fragen zur Arbeitseinteilung beziehen sich auf:

ARBEIT	ZEIT	AUSFÜHRENDE	QUALITÄT UND SACHMITTEL	SINN UND ZWECK
Was? Wieviel? (Art und Menge)	Wann? Wie lange?	Wer? Mit wem?	Wie? Womit?	Warum?

Aus: **Frese**, E.: Aufbauorganisation, Verlag Dr. Götz Schmidt, S. 32 (verändert).

Warum?

Mit dieser Frage soll die Gefahr nicht mehr funktioneller Routine abgebaut werden, sollen sich Mitarbeiter für Neuerungen offenhalten und angeregt werden, kreativ zu sein und evtl. Veränderungsvorschläge einzubringen. Warum sollen alle Patienten bis 8.00 Uhr gewaschen und gebettet sein?

4.2. Arbeit und ihre Verteilung für alle Mitarbeiter überschaubar machen

Zur Erfassung und/oder Überprüfung der anfallenden Arbeit mit ihren zeitlichen Schwerpunkten eignet sich die Aufschreibung des Tagesarbeitsablaufes über 24 Stunden. Die Aufzeichnungen lassen sich nach folgenden Mustern erstellen:

Beispiel 1:

Zeiten	Tätigkeiten
6.00–7.00	Dienstübergabe, Waschschüsseln stellen, Patienten waschen, Betten machen, Spritzen aufziehen
7.00–7.30	usw.

Aussage dieser Aufzeichnung:
— Art der Arbeit und Zeit der Ausführung

Beispiel 2:

Zeiten	SL	VSL	EX.	KPH	LS
6.00–7.00	Begrüßung der Patienten, Kurveneintragungen, Spritzen aufziehen, Arbeit einteilen	Patienten waschen	Betten machen, Mobilisation, Patienten zum Frühstück richten	Frühstücksvorbereitung	Patienten waschen

Aussage dieser Aufzeichnung:
— Zahl und Qualifikation der Mitarbeiter
— Art der Arbeit und Zeit der Ausführung
— Zuordnung der Arbeiten an die verschiedenen Mitarbeiter

Das nachfolgende Personalraster kann behilflich sein bei der Überlegung der Arbeitsverteilung (wie auch bei der Dienstplanerstellung).

	6.30	7.30	8.30	9.30	10.30	11.30	12.30	13.30	14.30	15.30	16.30	17.30	18.30	19.30	20.30	21.00	nachts
Ex	———	———	———	———	———	———	———										
Ex				———	———	———	———	———	———	———							
KPH						———	———	———	———	———	———						
Ex	———	———	———	———	———	———	———	———									
PH	———	———	———	———	———	———											
Ex	———											———	———	———	———	———	

Aussage dieses Rasters:
— Zahl und Qualifikation der Mitarbeiter, die jeweils anwesend sind
— Arbeitszeit der einzelnen Mitarbeiter

Beispiel 3:

Uhrzeit	Tätigkeiten	Beteiligtes Personal	Tätigkeiten der SL
6.00–6.30	Dienstübergabe	Alle Mitarbeiter	→
6.30–6.40		Alle Mitarbeiter	Arbeitseinteilung
6.40–7.30	Patienten waschen, betten; präoperative Vorbereitungen	1 KPH 1 Ex. 1 Schüler	Aktualisiert die Kurven, bereitet Infusionen und Spritzen vor

Aussage dieser Aufzeichnung:
— Art der Arbeit und Zeit der Ausführung
— Tätigkeiten, welche die SL ausführt
— Tätigkeiten, welche die anderen Mitarbeiter ausführen

Die Wahl der Aufzeichnungsmethode richtet sich nach der jeweiligen Fragestellung. Jeder Mitarbeiter kann zur Selbstkontrolle sein eigenes Tagesablaufschema dokumentieren.

Aufschreibung eines 24-Stunden-Tagesarbeitsablaufes nach Beispiel 3.

Zur Station:

Fachdisziplin:	Chirurgie	
Bettenzahl:	26	
Dienstzeiten:	Frühschicht:	6.30—13.30 Uhr
	Spätschicht:	13.00—20.00 Uhr
	Nachtschicht:	20.00— 6.30 Uhr
Personal:	Frühschicht: durchschnittlich	2 Krankenschwestern/-pfleger
		1 Pflegehelfer/in
		2 Krankenpflegeschüler/innen
	Spätschicht: durchschnittlich	2 Krankenschwestern/-pfleger
		2 Krankenpflegeschüler/innen
	Nachtdienst:	1 Pflegehelfer/in

Die Stationsleitung arbeitet ausschließlich im Frühdienst. Sie behält es sich vor, Schüler im Dienstzimmerbereich selber anzuleiten.

Uhrzeit	Tätigkeiten	Beteiligtes Personal	Tätigkeiten der Stationsleitung
6.30	Übergabebericht vom Spätdienst lesen Übergabe durch Nacht- an Tagdienst (schriftl. und mündlich)	Alle	→
6.45			Arbeitseinteilung
6.50	1 bis 2 Patienten waschen, Patienten betten, Sterilgut vorbereiten, Patienten wiegen, Bilanzen, präoperative Vorbereitungen treffen (Injektion, Blase entleeren lassen, Patienten umziehen)	PH 1 Ex. und 1 Schüler → Oberkursschüler unter Anleitung der Stationsleitung	Infusionen, Spritzen, Blutabnahmen vorbereiten, Bettenmeldung → Zentrale; RR, Temperaturen und nachts verabreichte Medikamente in Kurven eintragen
7.30	Frühstückswagen richten Patienten auf Abruf in den OP fahren	1 Ex., 1 Schüler	Rö.-Scheine, Bettenmeldungen, EKG- u. Laborzettel in die Abteilungen bringen, Post holen
7.45	Frühstück austeilen, Patienten das Essen reichen	PH	Medikamente austeilen
8.30	Personalfrühstück	→	→
9.00	Frühstückstabletts werden abgeräumt Verordnungen RR, evtl. Temperatur nachmessen Zwischenmahlzeiten und Getränke Entlassungen durchführen Patienten von Aufnahme oder Ambulanz holen und „aufnehmen" Administration und Begleitung ins Zimmer Patienten zu Funktionsbereichen begleiten	Ex. oder PH oder Schüler 1 Schüler oder PH, oder Ex. Ex. oder Schüler	Visitenbegleitung mit 1 Schüler Ausarbeitung der Visite mit Schüler Begrüßung neuer Patienten
11.30	Mittagessen austeilen Patienten Essen reichen	alle Ex. oder Schüler	Medikamente austeilen
12.00	Tabletts abräumen, Wäsche holen Arbeitspflegeräume säubern, RR messen	Ex. oder Schüler	
13.00— 13.30			Dienstübergabe an Spätschicht (schriftlich und mündlich)

Uhrzeit	Tätigkeiten	Beteiligtes Personal	Tätigkeiten der Stations-/ Schichtleitung
13.30			Arbeitseinteilung (Schichtleitung)
13.40	Kaffee austeilen	Ex. und Schüler	Infusionen, Medikamente (i. v./i. m.)
	Temperatur messen	Schüler	für nächsten Tag aufstellen
	Operierte Patienten beobachten	Ex.	Laborsachen vorbereiten
15.00	Kaffeepause	→	→
15.30	Betten	Ex., Schüler	Spritzen aufziehen
			Apotheke schreiben
16.30	Verordnungen	Schüler	Befunde in Kurven kleben
	RR und Pulskontrollen	Ex. oder Schüler	Kurven neu schreiben
17.00	Abendessen vorbereiten		
17.30	Abendbrot austeilen	alle	
	Patienten das Essen reichen	Ex. oder Schüler	Medikamente kontrollieren und austeilen
18.00	Tabletts abräumen	Ex. und 2 Schüler	
	Präoperative Vorbereitungen (Rasur, Einlauf, Bad, schriftliche Unterlagen auf Vollständigkeit prüfen)	Ex., Schüler	Visite und Visite ausarbeiten
19.00	Mundpflege, Gesicht und Hände waschen	Ex., Schüler	Bericht für Nachtdienst und folgenden Frühdienst schreiben
	Schwerkranke betten	Ex., Schüler	
20.00			Dienstübergabe schriftlich und mündlich

20.15 Begrüßung der Patienten; Austeilen der Nachtmedizin
22.00 Medikamente für nächsten Tag aufstellen (außer Tropfen). Dazwischen RR-Überwachungen
4.00 Patienten waschen
5.45 Temperaturen messen
5.45 Waschschüsseln stellen
6.20 Waschschüsseln abräumen
6.30 Dienstübergabe schriftlich und mündlich

Aufgabe:
— Untersuchen Sie den vorgegebenen Tagesarbeitsablauf auf Schwachstellen; benennen Sie diese!
— Suchen Sie nach Wegen zu deren Beseitigung!
— Notieren Sie Ihren eigenen Tagesarbeitsablauf über 24 Stunden auf die gleiche Weise und untersuchen Sie diesen ebenso!
— Zu welchem Ergebnis sind Sie gekommen?

Für alle Mitarbeiter auf größeren Stationen gestaltet sich der Überblick über das gesamte Arbeitsmaß recht lückenhaft. In der Regel „weiß jeder, was er zu tun hat". Daher findet eine offizielle, ausführliche Arbeitsverteilung zu Schichtbeginn nur begrenzt statt, d. h., daß

— jeder Mitarbeiter seinen persönlichen Arbeitsumfang sieht, der meist zunächst bis zum Patientenfrühstück reicht
— jeder Mitarbeiter sein Arbeitstempo individuell auf seine Arbeitsmenge abstellt
— nicht erkannt wird, daß ein Mitarbeiter hetzen muß, während ein anderer schon Arbeiten ausführt, die zu dem Zeitpunkt noch unwichtig sind.

Das bedeutet, daß jeder Mitarbeiter seine persönliche Situation überblickt, aber nicht die der Station.

Zi.	Patienten	Pflegestufe	Waschen	Mobilisieren	Inhalieren	Lagern	Quinck-Hängelage	Einreiben
1	Herr Peters							
1	Herr Menler							
2	Herr Michaelis		←——→					
3	Herr Master							
3	Herr Jölle							

Abb. 13: Arbeitsübersichtsplan

Worüber ist Übersicht erforderlich?
— über Art und Menge des Arbeitsanfalls
— über die Arbeitsverteilung an die anderen Mitarbeiter
— über erledigte und unerledigte Arbeiten
— über Vorausplanungen

Ein Hilfsmittel zur Sichtbarmachung ist der Arbeitsübersichts- und Personalverteilungsplan. Das Prinzip ist einfach. Auf dem System des Koordinatenkreuzes werden bestimmte pflegerische Leistungen per Signal einem Patienten zugeordnet.

Bleibt es bei dieser Form der Darstellung, handelt es sich um den

Arbeitsübersichtsplan

Durch Formen oder Farben der Symbole läßt sich dieser Plan erweitern zum

Arbeitsübersichts- und Personalverteilungsplan

Zi.	Patienten	Pflege-stufe	Waschen	Mobilisieren	Inhalieren	Lagern	Quinck-Hängelage	Einreiben
1	Herr Peters	1					■	
1	Herr Menler	3	◆	◆	△	◆	◆	
2	Herr Michaelis	2	△		△			
3	Herr Master	1					■	
3	Herr Jölle	3	●	●	△	●		■

KS Gerda ◆   KPH Werner △
KP Ulrich ●   PH   Würden ■

Abb. 14: Arbeitsübersichts- und Personalverteilungsplan.

4.3. Die Arbeitsverteilung nach dem Ganzheitsprinzip

Für die Verteilung der Arbeit an die Mitarbeiter gibt es zwei grundsätzliche Modelle:
die Arbeitsverteilung nach dem Ganzheitsprinzip,
die Arbeitsverteilung nach dem Teilungsprinzip.

Der Arbeitsverteilung nach dem Ganzheitsprinzip liegt die vorindustrielle, handwerkliche Tradition zugrunde, nach der ein Werkstück von einer Person von Anfang bis Ende hergestellt wurde. Die Identifikation mit der Arbeit war durch das Erlebte des Gestaltungsprozesses gegeben.

Bezogen auf die pflegerische Arbeit bedeutet das Ganzheitsprinzip, daß die Pflege einzelner oder einer Anzahl von Patienten in die Verantwortung bestimmter Mitarbeiter gegeben wird, die alle notwendigen pflegerischen Tätigkeiten bei diesem Patienten ausüben, im Idealfall von der Aufnahme bis zur Entlassung. Diese Verteilung von *Patienten* kann dadurch erfolgen, daß sie nach Zimmern zusammengefaßt werden (traditioneller Begriff: *Zimmerpflege*) oder nach dem Grad ihrer Pflegebedürftigkeit und Krankheitssituation.

I. Zimmerweise Zuordnung

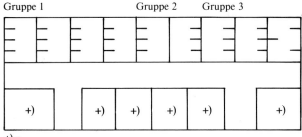

+) = Dienst- und Funktionsräume des Pflege- und ärztlichen Personals(19)

Gruppe 1: 12 Patienten
Genesende Patienten
1 Krankenpflegehelfer

Gruppe 2: 6 Patienten
Frischoperierte Patienten
(d. h. erste 3 Tage postoperativ)
1 Ex. 1 LS

Gruppe 3: 9 Patienten
Patienten mit Krankheiten unterschiedlicher Schweregrade
1 Ex. und 1 ZDL

II. Zuordnung nach Krankheitsbildern

0 × ×	× × ×	× × 0	× × ×	0 □	0 0	□ □ □	□ □ □	□ □ □
+)	+)	+)	+)	+)	+)			

+) = Dienst- und Funktionsräume des Pflege- und ärztlichen Personals (19)

0 = Gruppe 1: 5 Patienten
Schwerkranke Patienten
1 Ex.
1 Krankenpflegeschüler,
3. Ausbildungsjahr

× = Gruppe 2: 10 Patienten
Leicht- bis Schwerkranke
□ = Gruppe wie ×
je 1 Ex. und
1 Krankenpflegeschüler
bzw. 1 Krankenpflegehelfer
anderenfalls:
1 Ex. für beide Gruppen
und 2 weitere Pflegekräfte

Abb. 15: Arbeitsverteilung

Vorteile für den Patienten

— weniger Störungen (s. Zeichnung) durch weniger Personalrotation
— Reduzierung von körperlichen Belastungen durch Koordinieren von Pflegearbeiten
— Schaffung einer Vertrauensbasis
— subjektives Gefühl individueller Betreuung
— Informiertheit des Patienten
— Motivation des Patienten zur Beteiligung an seiner Genesung

Vorteile für das Pflegepersonal

— fachliche Qualifizierung; Zusammenhänge werden leichter durchschaubar
— Förderung der Selbständigkeit und des Verantwortungsgefühls
— intensiveres Erleben der Genesungsfortschritte
— mehr Beziehungsmöglichkeit zu Patienten allgemein, insbesondere zu Schwerkranken
— direkte Kommunikation mit Patienten, Angehörigen, Ärzten
— ruhigere Arbeitsabläufe
— Arbeitswegeersparnis
— besondere Lerneffekte für Schüler

Vorteile für den Arzt

— genauere Informationen über den Patienten durch intensivere Beobachtung
— direkte Kommunikation mit den Pflegenden statt indirekt durch den Leitenden einer Station

Grafisch stellt sich diese Form der Arbeitsverteilung z. B. folgendermaßen dar:

KS Elke ᚎᚎᚎᚎᚎᚎᚎᚎᚎᚎ
KP Heinz _ _ _ _ _ _ _ _ _
KS Christiane ....
LS Marianne ■■■■■■■■

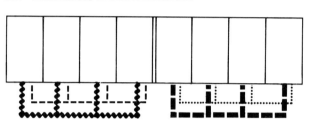

Diese Form der Arbeitsverteilung erfordert von den Mitarbeitern fachliches Können und selbständiges Handeln. Das einer Patientengruppe zugeordnete Pflegepersonal

— übernimmt die Dienstübergabe
— pflegt die Patienten
— begleitet die Visite
— dokumentiert die Pflege und
— übergibt die Patienten an die Zuständigen der folgenden Schicht.

Die Dienstübergabe erfolgt mit allen Mitarbeitern. Die Stations-/Gruppenleitung behält ihre Leitungsfunktion, kann sich jedoch selber einer Patientengruppe zuordnen, wobei sie den Gesamtablauf der Arbeit und Sondersituationen im Auge behält. Sie schafft sich so Freiraum, um in verschiedenen Gruppen helfen, Patienten und Angehörige sprechen, Außendienste erledigen, Schüler anleiten oder andere wichtige Angelegenheiten wahrnehmen zu können. Auf einem Arbeits- und Personalverteilungsplan kann sich die ganzheitliche Krankenpflege durch folgende Symbolanordnung darstellen:

Zi.	Patienten	Pflegestufe	Waschen	Mobilisieren	Inhalieren	Lagern	Quinck-Hängelage	Einreiben
1	Herr Peters	1			■		◆	■
1	Herr Menler	3	◆	◆	■	◆	◆	■
2	Herr Michaelis	2	●	●	△	●	●	△
3	Herr Master	1			△		△	
3	Herr Jölle	3	●	●	△	●	●	△

Abb. 16: Arbeitsplan ganzheitliche Krankenpflege.

4.4. Die Arbeitsverteilung nach dem Teilungsprinzip

Die Arbeitsverteilung nach dem Teilungsprinzip findet ihre Maximierung in der Fließbandarbeit. Sie ist ein Produkt der Industrialisierung und Technisierung mit dem Ziel, mit möglichst hohem Zeittempo viel Leistung zu erbringen. Diese Arbeitsverteilung macht sich die Erfahrung nutzbar, daß sich das Tempo = Leistung — erhöhen läßt, wenn für Teilarbeitsstücke spezielle Handgriffe eintrainiert werden, die nach Routine automatisch ablaufen. Die Identifikation mit der Arbeit wird erschwert, da sie in ihrem Gesamtzusammenhang nicht mehr erlebt wird.

Die Verteilung pflegerischer Arbeit nach dem Teilungsprinzip gestaltet sich so, daß alle Arbeiten, die in der direkten und indirekten Pflege anfallen, zusammengefaßt und *gleiche* Aufgaben Mitarbeitern zur Ausführung bei *allen* in Frage kommenden Patienten übertragen werden.

Beispiel:

KS A führt alle Verordnungen aus
KP B ist für die Spülungen zuständig
KPH C mobilisiert die Patienten
usw.

Grafisch sieht diese Form der Arbeitsverteilung so aus:

KS Elke ▬▬▬▬▬▬▬ Medikamentenverteilung
KS Christiane .... Mobilisation
KP Heinz – – – – – RR-Messung
LS Marianne ■ ■ ■ ■ ■ Patienten für die Mahlzeit richten

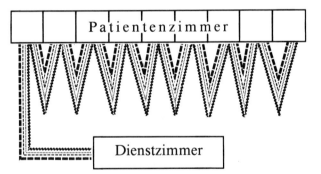

Abb. 17: Arbeitsverteilung nach dem Teilungsprinzip

Auf einem Arbeits- und Personalverteilungsplan kann sich die funktionelle Krankenpflege durch Symbolanordnung (Abb. 18) darstellen.

Vorteile für den Patienten

— Ist eine Pflegekraft einem Patienten unsympathisch, ist er nicht auf diese angewiesen

Vorteile für das Pflegepersonal

— Der Mitarbeiter gewinnt Sicherheit bei Tätigkeiten, die er häufig ausführt

Vorteile für den Arzt

— Der Arzt kann sich auf **eine** Pflegekraft als Kontaktperson einstellen. Ob die Rationalität, wie sie sich aus der funktionellen Pflege ergibt, von Vorteil ist, kann hier diskutiert werden.

> **Aufgabe:**
> — Wie verteilen Sie auf Ihrer Station die Arbeit?
> — Wie würde bei Ihnen die Grafik der Arbeitswege aussehen?
> — Wie beurteilen Sie die Praxis Ihrer Arbeitsverteilung bezüglich
>   • der Patientenbetreuung
>   • der Arbeitszufriedenheit der Mitarbeiter
>   • des Lernangebotes für Schüler?
> — Diskutieren Sie mit Kollegen:
>   • Ihre Zielsetzung von Pflege
>   • Ist die von Ihnen definierte Pflege unter den dargestellten organisatorischen Bedingungen gewährleistet?

Die in der Industrie gemachte Erfahrung von besseren Arbeitsergebnissen nach der funktionellen Arbeitsverteilungsform läßt sich für den stationären Pflegebereich nicht bestätigen. Einzelversuche (ohne begleitende Forschung) haben gezeigt, daß bei dem Patientenverteilungssystem (Ganzheitssystem) durch eigene Arbeitsplanung der Mitarbeiter Leerläufe und Arbeitsspitzen ab-

Zi.	Patienten	Pflegestufe	Waschen	Mobilisieren	Inhalieren	Lagern	Quinck-Hängelage	Einreiben
1	Herr Peters	1			■		◆	■
1	Herr Menler	3	△	●	■	●	◆	■
2	Herr Michaelis	2	△	●	■	◆	◆	■
3	Herr Master	1			■			■
3	Herr Jölle	3	△	●	■	◆	◆	■

Abb. 18: Arbeitsplan funktionelle Krankenpflege

nahmen, da die zu organisierende Arbeitseinheit überschaubar war. Bei der Arbeitsverteilung nach dem Teilungssystem (funktionelles System) besteht die Gefahr, daß sich Mitarbeiter aufeinander verlassen.

Übungen/Aufgaben:

a) Stellen Sie an Hand Ihrer Aufzeichnung des Tagesarbeitsablaufes fest, welche Tätigkeiten ein Schüler/Helfer bei Ihnen derzeit selbständig oder mit wenig Aufsicht erfüllt!

b) Sie haben Ihre Stationsskizze. Schreiben Sie das in der Vormittagsschicht durchschnittlich anwesende Personal dazu. Schaffen Sie nun Personalgruppierungen und ordnen Sie diese im Sinne der ganzheitlichen Pflege den Patienten zu!

Beispiel:

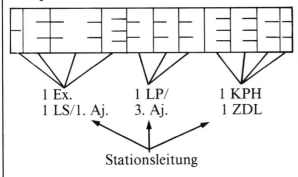

1 Ex.   1 LP/   1 KPH
1 LS/1. Aj. 3. Aj.   1 ZDL

Stationsleitung

Schreiben Sie nun auf, welche Arbeiten die Personen in den Patientenzimmern tun können!
Welche Tätigkeiten lassen sich hintereinander erledigen, ohne das Patientenzimmer zwischendurch verlassen zu müssen? Wie kann sich die Stationsleitung selbst einplanen?

c) Vergleichen Sie a) und b) miteinander. Wie verschieden oder gleich sind die Selbständigkeitsgrade der einzelnen Mitarbeiter?

d) Diskutieren Sie die Durchführbarkeit der Ganzheitspflege! Nennen und beweisen Sie exakt Ihre Schwierigkeiten!

5. Über die Arbeit informieren

Unter der traditionellen, aber unkorrekten Bezeichnung „Fieberkurve" wird auf den Pflegeeinheiten für jeden Patienten eine Akte angelegt, in der die Diagnostik- und Therapieanordnung des Arztes sowie Puls, Temperatur, Blutdruck und andere zur Einschätzung des Krankheitsverlaufes wichtige Werte des Patienten fortlaufend dokumentiert werden. In der Regel wird dieses Dokument vom Pflegepersonal im Auftrag des Stationsarztes geführt. Es dient, zusammen mit der Eintragung der Diagnostikbefunde, primär der ärztlichen Orientierung und wird nach gesetzlicher Vorschrift im Archiv des Krankenhauses aufbewahrt.

5.1. Pflege dokumentieren

Die Notwendigkeit einer systematischen Dokumentation pflegerischer Anordnungen und der Kontrolle des Pflegeabhängigkeitsverlaufes bei Patienten ist in Deutschland erst Anfang der siebziger Jahre erkannt und gefordert worden. Diese Forderung bestimmte sich in Deutschland gleichzeitig aus zwei Richtungen:
— der Einführung neuer Dokumentationssysteme, die speziell für den Pflegebereich vorgesehene eigene Protokollblätter enthielten
— der Einführung des Theorie- und Handlungsmodells des Krankenpflegeprozesses (Pflegeplanung), das eine begleitende, fortlaufende Dokumentation verlangt.

Während die neuen Dokumentationssysteme primär organisatorische Vorteile bieten (direktes Eintragen der Arztanordnung während der Visite, Übertragung aus dem Visitenbuch in die Fieberkurve entfällt, Wegfall einzelner Bücher wie Dienstübergabe- oder Nachtwachenbuch), stellt die Dokumentation der Pflege nach dem Modell des Krankenpflegeprozesses den Anspruch, die Qualität der Pflege durch Förderung des Bewußtseins für die Probleme des Patienten zu verbessern.

Beispiele:

Einzelblatt für jeden Patienten	Dienstübergabe-/N.W.Buch	

1.8. *vormittags*
 Ganzwaschung
 Rötung am Gesäß;
 Mercurochrom, Rotlicht, stündliche
 Umlagerung ab 10.00 Uhr durchgeführt
 	
 nachmittags
 Rötung leicht verblaßt
 Rotlicht und stündliche Umlagerung
 weitergeführt
	1. 8. 1983
	 Zi. 101 Frau Meyer
	         Frau Zander
	         Frau Uebel
	 Zi. 102 Frau Wunderlich
	
	         Frau Himmelreich
	
	         Frau Heide
	
	 Zi. 103 usw. ...
		war zum Röntgen
		 hat erbrochen
		 nichts Besonderes
		 o. B.
		 5 ml Novalgin
		 geht morgen nach Hause
		 hat heute mittag nicht gegessen

2.8. *vormittags*
 Ganzwaschung; Patient hat Gesicht
 alleine gewaschen
 Rötung am Gesäß kaum noch zu sehen,
 Rotlicht gehabt.
 usw. ...
	2. 8. 1983
	 Zi. 101 Frau Meyer
	         Frau Zander
	
	         Frau Uebel
	 Zi. 102 Frau Wunderlich
	
	         Frau Himmelreich
	         Frau Heide
		nichts Besonderes
		 nicht mehr erbrochen
		 o. k.
		 weiterhin Novalgin b.B.
		 entlassen
		 hat heute mittag Gemüse und Nachtisch gegessen

Die Information auf dem Patientenblatt
— kann bei Entlassung des Patienten geschlossen zu seinen Akten gelegt werden
— die Reihenfolge der Dokumentation erspart das tägliche Neuschreiben aller Patientennamen in die verschiedenen Übergabebücher

Definition Pflegedokumentation

Die Pflegedokumentation ist ein kontinuierlich den Krankheitsverlauf des Patienten begleitendes Protokoll über den Zustand seiner Pflegeabhängigkeit bei der Aufnahme, die verordneten Pflegemaßnahmen und ihre Wirkungen und seinen Entlassungszustand aus pflegerischer Sicht. Sie integriert pflegerelevante Behandlungsanweisungen des Arztes sowie besondere Reaktionen, Befindlichkeiten und körperliche Zustände des Patienten, die durch Beobachtung und Gespräche erfaßt und zur gegenseitigen Information als wichtig befunden werden. Sie ist Teil der Patientenakte und wird vom Pflegepersonal als Dokument des Pflegeverlaufes und der erbrachten pflegerischen Leistung geführt.

Was soll dokumentiert werden?

Informationen, die Einfluß auf krankenpflegerisches Handeln haben, sind schriftlich festzuhalten. Dazu gehören
— Pflegezustand des Patienten bei seiner Aufnahme
  - Pflegeabhängigkeiten
  - besondere Bedürfnisse, Probleme, verbliebene Fähigkeiten (gesunde Anteile), Krankenhauserfahrungen, Wünsche und Ängste
  - kurze Zusammenfassung der Inhalte des Aufnahmegespräches, die zur allgemeinen Information wichtig sind;
— Pflegeverlaufsprotokoll
  - Pflegeprobleme und Ziele
  - Pflegemaßnahmen
  - Pflegeergebnisse (= Pflegebericht);
— Entlassungszustand des Patienten.

Wie soll dokumentiert werden?

Die neuzeitlichen Dokumentationssysteme verfolgen das Prinzip einer zusammenhängenden Information für jeden einzelnen Patienten während der Zeit seines Krankenhausaufenthaltes. Diesem Prinzip steht das traditionelle Ordnungssystem der Übergabe-/Nachtwachenbücher gegenüber, in denen alle Patienten mit Besonderheiten unter dem entsprechenden Tagesdatum aufgeführt werden.

Pflegedokumentation dient

— der Gewährleistung der Sicherheit der Patienten
— der Verbesserung der Pflegequalität (Gespräche und Absprachen über Pflegemaßnahmen)
— der Dienstübergabe bei Schichtdiensten (Reduzieren von Vergessen gegenüber nur mündlicher Informationsweitergabe)
— der Gewährleistung von Pflegekontinuität (konkrete Handlungsweisungen für alle Mitarbeiter in allen Dienstschichten)
— der Förderung der Zusammenarbeit durch notwendig werdende Pflegeabsprachen
— der Förderung der Therapieabsprache mit anderen Berufsgruppen
— als Nachweis pflegerischer Bemühungen (Erfolg, Mißerfolg)
— als Nachweis von Arbeitsanfall (Zeitstundennachweis, Personalberechnung, Anspruch an Personalqualifikation)
— der Arbeitsmotivation der Mitarbeiter (die Dokumentation geschieht nicht nur durch die Stationsleitung, alle sind beteiligt)
— der beruflichen Emanzipation durch die Anwendung der Methoden des Pflegeprozesses
— der Sicherheit des Pflegepersonals (Absicherung gegenüber Beschwerden/Prozessen)
— als Material zur Krankenpflegeforschung (vergleichende Analysen)

Fragen und Aufgaben:

Gibt Ihre bisher praktizierte Pflegedokumentation Auskunft über folgende Fragen:
— In welchem pflegerischen Zustand wurde der Patient aufgenommen (voll pflegeabhängig, teilweise pflegeabhängig, selbständig)?
— Gab es bei dem Patienten spezielle Bedürfnisse/Probleme? Wie wurden sie berücksichtigt/gelöst?
— Welche pflegerischen Maßnahmen wurden eingeleitet?
— Ist das Ziel der pflegerischen Maßnahmen eindeutig erkennbar?
— Ist der Patient im Verlauf seiner Krankheit selbständiger/pflegeabhängiger geworden?
— Wie haben die Pflegemaßnahmen gewirkt? Wurden sie abgeändert, evtl. warum?
— Ist die Pflegeintensität bei den einzelnen Patienten auch für Nichtmitarbeiter der Pflegeeinheit an Hand der Dokumentation einschätzbar?
— In welchem pflegerischen Zustand ist der Patient entlassen worden?
— Ist nachweisbar, welcher Mitarbeiter die einzelnen Informationen gegeben hat?
— Können Mitarbeiter, die längere Zeit abwesend waren, die Gesundheitsentwicklung/den Pflegeverlauf des Patienten nachvollziehen und sofort die Pflege übernehmen?
— Ist die Pflegeinformation so aussagekräftig, daß sie zur Beweisführung bei Prozessen usw. herangezogen werden kann?

Falls Sie einen Teil dieser Fragen verneinen müssen, beschreiben Sie
a) in welchen Bereichen Sie Ihre Pflegedokumentation verbessern wollen
b) nach welchen Strategien Sie bei der Verbesserung Ihrer Pflegedokumentation vorgehen wollen.

5.2. Dienste übergeben

Definition:
Die Dienstübergabe ist ein Informationsinstrument für die Arbeitsschichten mit dem Zweck, den kontinuierlichen Arbeitsablauf zu gewährleisten.

Für die Dienstübergabe in Krankenhäusern und Pflegeeinrichtungen gilt:
Über jeden Patienten müssen pflegerelevante Informationen so umfassend gegeben werden, daß die Kontinuität der Pflege und die Sicherheit des Patienten in jeder Dienstschicht gewährleistet ist.

Die Dienstübergabe hat in den letzten Jahren an Bedeutung gewonnen.
— Durch den Schichtdienst hat sich die Anzahl der Übergaben vermehrt.
— Die Übergabeinformationen sind umfassender geworden durch
  • häufigeren Patientenwechsel (kürzere Verweildauer)
  • Zunahme von Diagnostik und Therapie
  • vermehrte Pflegedokumentation, die der Pflegeprozeß verlangt.
— Pflegepersonal ist nach Dienstende für Informationen nicht mehr erreichbar, da Privatwohnungen dem Wohnen in Personalwohnheimen vorgezogen werden.

Inhalte der Dienstübergabe

a) Information über den Patienten
  — Aufnahme neuer Patienten, Festlegen pflegerischer Maßnahmen
  — Pflegeverlauf, z. B. wäscht sich nach drei Tagen strenger Bettruhe jetzt mit Hilfe, wäscht sich allein im Bett, darf aufstehen
  — Therapie und Diagnostik/Anordnungen des Arztes
  — Behandlungsverlauf aus pflegerischer Sicht, z. B. OP heute durchgeführt, keine Komplikationen, Behandlung nach Plan
  — Beobachtungen, z. B. Wirkung von Medikamenten, Ausscheidungen usw.
  — Beobachtungen von Verhalten, z. B. Patient jedesmal unruhig vor der Besuchszeit
  — Entlassungssituation, in welchem Zustand wird der Patient entlassen, z. B. als pflegeunabhängig entlassen/muß sich noch die Beine wickeln, das Wickeln hat Schwester X erklärt
b) Behandlung von Sachfragen, z. B. Materialbestellungen, Termine
c) nicht Erledigtes zur Übernahme durch die andere Schicht

Falls noch Zeit vorhanden ist, können anschließend Personalfragen geklärt werden z. B. Schülereinsatz und danach private Gespräche der Mitarbeiter zugelassen werden.

Planungsüberlegungen zur Festlegung der Dienstübergabezeiten

In einer Untersuchung über die Länge von Dienstübergabezeiten in 38 Krankenhäusern ergab sich, daß zwischen Stationsgröße, Fachbereichen und Länge der Übergabezeit kein Zusammenhang besteht; Übergabezeiten werden willkürlich festgelegt. Eine solche Regelung kann zu den Problemen führen, daß entweder die festgesetzten Zeiten nicht ausreichen, so daß die Übergabe unter Hektik verläuft und Informationsdefizite möglich sind oder daß die Zeiten zu lang sind und die Gefahr besteht, daß der Bericht in „Geplauder" übergeht und Informationslücken durch Konzentrationsabnahme entstehen. In beiden Fällen kann der Patient Schaden erleiden.

Bei der Festlegung der Dienstübergabezeiten müssen folgende Überlegungen getroffen werden:
— Sollen Dienstüberlappungszeiten zwischen den Schichten und Dienstübergabezeiten zusammenfallen?
Ist die Überlappungszeit länger als die Dienstübergabezeit (z. B. 1 Std. Überlappung, ½ Std. Übergabezeit), müssen Arbeiten für den Spätdienst organisiert werden, für die noch keine Patienteninformationen nötig sind (z. B. Laborzettel richten usw.). Die Dienstübergabe sollte so festgelegt werden, daß mit ihrem Ende auch die Arbeit des Frühdienstes beendet ist.
Es hat sich gezeigt, daß bei einer Umkehrung dieser Organisation (erst Dienstübergabe für beide Schichten, dann arbeitet die Frühschicht noch eine halbe Stunde bis Dienstende weiter) in der noch verbleibenden halben Arbeitsstunde für den Frühdienst die Arbeitsleistung nicht mehr effektiv ist.

— Die Länge der eigentlichen Dienstübergabezeit muß sich nach der speziellen Situation der Station richten
  Größe der Station (Bettenanzahl)
  Art der Patienten (z. B. Langzeit-, Intensivpflegepatienten)
  durchschnittliche Verweildauer der Patienten.
Zeitliche Erfahrungswerte müssen auf vergleichbaren Stationen gesammelt werden. 30 Minuten Übergabezeit sollte als minimale Zeitforderung auf jeder Station für den Schichtwechsel (Frühdienst—Spätdienst) und 15 Minuten für die Dienstübergabe (Spätdienst—Nachtdienst/Nachtdienst—Frühdienst) eingeplant werden.

— Alle Betriebseinheiten (Röntgenabteilung usw.), Ärzte, Angehörige und Patienten müssen die offizielle Übergabezeit der Stationen kennen, um auf sie Rücksicht nehmen zu können (Reduzierung von Störfaktoren).

Dienstübergabe: BZE/Modellbogen

Kontrollbogen für die Stationen (Selbstkontrolle über die Durchführung der Dienstübergabe)

Dienstübergabe am: 6. 6. 1984 von: 13.00 Uhr bis: 13.30 Uhr
Anwesend:

Frühschicht: Spätschicht:
S. Erika Hader, Leiterin d. F. D. Herr Berg, Schichtleiter
S. Hanne Peters S. Helga Roller
Schülerin Erika Ebert Schülerin Inge Boock
Pflegehelferin Frau Loer Herr Schulz ZDL

Wieviel Zeit wurde für patientenbezogene Informationen verwendet?
9 Minuten

Wieviel Zeit wurde für andere dienstliche Informationen verwendet?
14 Minuten

Wieviel Zeit wurde für Privatgespräche verwendet?
Keine Zeit festzustellen, aber individuelle Ablenkung.

Welche Störfaktoren gab es bei der Übergabe?
3× Telefon, Arzt kommt 2× und holt Kurven
5× Patientenrufe
2 MA kommen 10 Minuten zu spät

Bemerkungen über die heutige Dienstübergabe:
Das Gespräch fand hauptsächlich zwischen den beiden Schichtleitern statt. Frau Stolz, Patientin in Schülerbetreuung.
Es wurden wenige Informationen ausgetauscht.
Insgesamt hektische Stimmung.

— Die Informationen bei der Dienstübergabe müssen allen Mitarbeitern zugänglich sein (Beteiligung aller Mitarbeiter, schriftliche Information).

Störfaktoren

Die Dienstübergabe ist in ihrem Stellenwert eine so wichtige Besprechung, daß sie möglichst von Störfaktoren freigehalten werden sollte. An Störfaktoren werden unterschieden:

„äußere" Störungen
— Telefongespräche
— „Transporte" von Patienten zum Röntgen, EKG usw.
— Klingeln der Patienten
— Besucher/Kommen und Gehen von Personen
— Visiten
— zwischenzeitliche Arztanordnungen
— räumliche Situation (kleiner Raum, keine Sitzgelegenheiten für die Mitarbeiter usw.)

„innere" Störungen
— Unpünktlichkeit der Mitarbeiter
— Unbeteiligtsein der Mitarbeiter
— Privatgespräche
— „Kaffeestimmung"
— unkonzentrierte Durchführung der Übergabe.

Kontrolle der Übergabe

Übung:
— Beantworten Sie die Fragen der Checkliste zur Dienstübergabe auf S. 34 für Ihre Station!
— Ergänzen Sie evtl. noch den Fragenkatalog!
— Zählen Sie zusammen, wie viele Antworten Sie mit ja bzw. nein gegeben haben!
— Welche guten Elemente haben Sie in Ihrer Dienstübergabe?
— Welche Probleme haben Sie bei Ihrer Dienstübergabe?
— Welche Vorstellungen haben Sie zur Lösung dieser Probleme?

Übung:
Führen Sie einmal in der Woche auf Ihrer Station die Dienstübergabe unter Beobachtung durch, um sich selbst zu kontrollieren und evtl. die Qualität Ihrer Übergabe zu verbessern. Als Grundlage dieser Kontrolle kann nebenstehender Beobachtungsbogen verwendet werden.

Handhabung des Bogens

Seite 1:
— Füllen Sie die Anfangs- und Endzeit der Übergabe aus.
— Schreiben Sie alle Mitarbeiter auf, die in den jeweiligen Dienstschichten arbeiten, auch wenn sie nicht an der Übergabe teilgenommen haben.
— Notieren Sie alle Störfaktoren, die während der Übergabe auftreten.
— Am Ende der Übergabe werden die „Bemerkungen über die heutige Übergabe" als Meinung der Gruppe festgehalten.

Seite 2:
Linke Spalte   Auflistung aller Patienten
Querspalte oben   Namen der Mitarbeiter, die bei der Übergabe beteiligt sind (z. B. nur die beiden Schichtleiter)
— Jeder Mitarbeiter, der über einen Patienten berichtet, bekommt unter „B" einen Strich. Berichtet er auf Anfrage noch weiteres über den Patienten, wird ein weiterer Strich hinzugefügt.
— Jeder Mitarbeiter, der eine Frage zu dem Patienten stellt, bekommt einen Strich unter die Rubrik „F".

Auswertung der Strichliste:

a) Patientenbezogen: Bei welchen Patienten wurde viel gefragt (berichtet)? (Problempatient?). Bei welchen Patienten wurde nur berichtet, ohne daß Rückfragen kommen (z. B. bei Herrn X nichts Besonderes)? Wurde ein Patient beim Berichten ausgelassen?
b) Mitarbeiterbezogen: Wie viele Mitarbeiter waren bei der Übergabe anwesend? Wie viele haben sich aktiv beteiligt (gefragt, berichtet)? Bei welchen Personen liegt der Hauptanteil des Informationsaustausches?

Eine solche Kontrolliste kann deutlich machen, daß z. B. auf einer Station die Übergabe nur zwischen den Schichtleitern erfolgt und kein Mitarbeiter einen Beitrag gibt (s. Beispiel).

Qualität der Dienstübergabe

These: Die Qualität der Dienstübergabe gibt Auskunft über die Pflegequalität eines Krankenhauses und einer Station und über die Qualität der Organisation des Pflegedienstes.

Begründung
— Die Organisation und die Art der Dienstübergabe geben Auskunft über den Stil der Mitarbeiterführung und die Einstellung zu beruflichen Aufgaben. (Wird die Übergabe im Monolog, Dialog oder in einem gemeinsamen Gruppengespräch durchgeführt? Werden äußere Störfaktoren nach Möglichkeit ausgeschaltet? Sind alle Mitarbeiter anwesend und sind sie interessiert?)
— Die Dienstübergabe zeigt, welche Wichtigkeit das Pflegepersonal dem Bericht beimißt und

wie es ihn festhält (nur mündlich, auf „Schmierzetteln" die später weggeworfen werden, schriftlich als einsehbares Dokument).

— Die Dienstübergabe gibt Auskunft darüber, was für eine Auffassung das Pflegepersonal von Pflege hat, d. h. was es bei der Übergabe für berichtenswert hält. Ist es nur die Weitergabe ärztlicher Anordnungen? Gibt es z. B. auch Aussagen und Überlegungen darüber, wie man einem neuen Patienten das Einleben im Krankenhaus erleichtern kann, wie man ihm helfen kann, bestimmte Belastungen (z. B. längere Bettruhe) leichter zu ertragen?

Dienstübergabe: Beteiligung der Mitarbeiter																			
	Schw. Erika Schichtltg. Frühd.		Herr Berg Schichtltg. Spätd.		Schw. Hanne FD		Schülerin Erika FD		Pflegehelferin Frau Loer FD		Schw. Helga S.P.		Schülerin Inge S.P.		Herr Schulz ZDL S.P.				F = fragt B = berichtet
Informationen über Patienten	F	B	F	B	F	B	F	B	F	B	F	B	F	B	F	B	F	B	
Pat 1 Herr Müller		I		IIII		I		I											Andere dienstliche Informationen:
Pat 2 Herr Meyer		I																	Dienstplan für das Wochenende
Pat 3 Frau Berger		II																	
Pat 4 Frau Teplau		II				I		I		I		I		I					Ein Mitarbeiter ab heute krank
Pat 5 Frau Stürmer		I																	
Pat 6 Herr Glatz		II																	
Pat 7 Herr Gondza	I	I			I														
Pat 8 Herr Wirth		I																	
Pat 9 Frau Stolz						I		III				II		I					Private Gespräche:
Pat 10 Frau Wirsink		I																	Urlaubskarte wird hereingereicht
Pat 11 Herr Beyer		II																	
Pat 12 Herr Gatz		I																	
Pat 13 Frau Lehmkuhl		II		IIIII I		II		I		II				I					
Pat 14 Frau Borken		I																	
Pat 15 Herr Sauerbrod		II																	
Pat 16 Herr Garnitzki		I																	

Checkliste zur Dienstübergabe

Gibt es auf den Stationen feste Dienstübergabezeiten?

zwischen
TD/TD   ja/nein   wie lange?   Stat.-Größe?
TD/ND   ja/nein   wie lange?
ND/TD   ja/nein   wie lange?
TD = Tagdienst
ND = Nachtdienst

	ja	nein
— Werden diese Zeiten eingehalten?	☐	☐
— Sind alle Mitarbeiter anwesend?	☐	☐
— Werden alle Mitarbeiter in das Übergabegespräch mit einbezogen?	☐	☐
— Gibt es für die Übergabe einen genügend großen Raum?	☐	☐
— Haben alle Mitarbeiter bei der Übergabe eine Sitzmöglichkeit?	☐	☐
— Können sich alle Mitarbeiter bei der Übergabe sehen?	☐	☐
— Sind Störfaktoren weitgehend ausgeschaltet? (z. B. Telefon/Besuche/Unpünktlichkeit der Mitarbeiter)	☐	☐
— Ist der „Außendienst" für die Übergabezeit geregelt? Wie?	☐	☐
— Gibt es bei der Übergabe eine feste Reihenfolge der Gesprächsinhalte?	☐	☐
— Wird die Übergabe konzentriert durchgeführt? Wird weitschweifiges Erzählen vermieden?	☐	☐
— Werden objektive Patientenbeobachtungen mitgeteilt und Interpretationen vermieden?	☐	☐
— Werden umfassende Informationen über den Patienten, auch was pflegerische Bedürfnisse betrifft, gegeben?	☐	☐
— Werden Mitarbeiter ermuntert, ihre Beobachtungen oder Gespräche mit Patienten in die Übergabe einzubringen?	☐	☐
— Werden Fortschritte des Patienten erwähnt?	☐	☐
— Wird die Information schriftlich vermerkt?	☐	☐
— Ist die Information so umfassend, daß jeder, der nicht anwesend ist, sich trotzdem ein Bild vom Patienten machen kann? (z. B. sind bei gleitenden Arbeitszeiten nicht alle Mitarbeiter bei der Dienstübergabe anwesend).	☐	☐

— Ergänzungen zum Fragenkatalog.

6. Personal berechnen im stationären Pflegebereich

Krankenhausbetriebe sind Dienstleistungsbetriebe. Das sagt aus, daß das Personal einen hohen Kostenanteil ausmacht, gemessen an den Gesamtkosten eines Krankenhauses. Das Personal bietet somit eine große Ansatzfläche für Kostensenkungsüberlegungen. Zwar wird immer noch in den Reihen der Krankenhausmitarbeiter die Meinung vertreten, daß Wirtschaftlichkeits- und Rationalisierungsüberlegungen in einem Krankenhaus nichts zu suchen haben, aber sie sind auch für ein Krankenhaus unter Berücksichtigung von dessen speziellen Aufgaben anzustellen. Die Betrachtung der eigenen monatlichen Abgaben an die Krankenkassen zeigt, daß es Kosten- und Bezahlungsgrenzen geben muß. **Ob** Personal zu berechnen ist, ist hier nicht die Frage; wir wollen überlegen, nach welchen Kriterien diese Berechnung geschieht.

6.1. Wie sind wir zur heutigen Personalberechnung gekommen?

Krankenpflege hat sich lange der Forderung des „Dienens" unterzogen. Nach Zeit und Geld für die Arbeit wurde nicht gefragt. Heute hat weitestgehend eine Anpassung der Pflegekräfte an die in der Bevölkerung übliche Lebensführung stattgefunden. Die Sozialgesetzgebung und die Tarifgemeinschaften bestimmen die Arbeitsbedingungen des Pflegepersonals. Gewerkschaften sind selbst für karitative Einrichtungen und deren ordensungebundene Mitarbeiter wegweisend geworden. Die wachsenden freien Gemeinschaften und Berufsverbände befassen sich mit der Verbesserung der Arbeitssituation der Krankenpflegekräfte und mit der Anpassung des Berufsbildes an die gesundheitlichen Anforderungen der heutigen Gesellschaft. Das politische Bewußtsein nimmt langsam zu, und es beginnen auf breiterer Basis berufspolitische Auseinandersetzungen.

Inzwischen hat sich die Deutsche Krankenhausgesellschaft (DKG) der Personalberechnung angenommen. Ihr Einfluß in der deutschen Krankenhauslandschaft ist maßgeblich; dadurch erhalten ihre Aussagen zur Personalberechnung ein entsprechendes Gewicht. Die ersten Berechnungen wurden 1951 veröffentlicht; weitere folgten 1959, 1964, 1969 und 1974. Auf Grund erheblicher Zweifel werden die Zahlen von 1974 für ungültig erklärt, und es wird auf die Zahlen von 1969 zurückverwiesen unter Berücksichtigung der veränderten Arbeitszeit. Die Zahlen von 1969 unterstehen einer relativen Allgemeingültigkeit, d. h., die Kostenträger bemühen sich, hier die Personalkosten durchschaubar zu machen, indem sie Richtwerte vorgeben.

— Die Personalkosten fließen in den Pflegesatz ein.
— Der Pflegesatz ist die Summe, die ein Patient pro Tag und Krankenhausaufenthalt zu zahlen hat oder hätte.
— Entsprechend unseres Sozialsystems wird dieser Pflegesatz überwiegend von den zuständigen Krankenkassen getragen.

Danach sind es die Krankenkassen, die als Kostenträger an den Pflegesatzverhandlungen beteiligt sind. Sie setzen sich mit den Krankenhausträgern u. a. darüber auseinander, ob sie die Personalkosten anerkennen. Diesen Diskussionen voraus geht allerdings eine Entschließung der Gesundheitsministerkonferenz (GMK) — eine Einrichtung der Gesundheitsminister aller Bundesländer, die besagt

„... die Personalbemessung an den Krankenhäusern nicht mehr ausschließlich an den seit 1969 geltenden Anhaltszahlen zu orientieren, sondern in gleicher Weise die durch die medizinische Entwicklung bedingten Änderungen des Personalbedarfs zu berücksichtigen*).

Damit bilden die 1969er Zahlen immer noch die Grundlage zur Personalberechnung und haben heute sogar formalrechtlichen Charakter. Dies ist nicht im Sinne der DKG — sie hat die Zahlenwerte schon 1973 für ungültig erklärt. Ungeachtet dessen werden sie bei Pflegesatzverhandlungen, Wirtschaftlichkeitsprüfungen und mittlerweile in der Rechtsprechung zugrunde gelegt. (21)

6.2. Angewandte Berechnungsmethoden

Es gibt verschiedene Betrachtungsarten zur Feststellung des Personalbedarfs:
— Leistungseinheitsrechnung
— Arbeitsplatzrechnung
— Kennzahlen(Anhaltszahlen)rechnung
— Minutenwertformel

Die Anwendung der verschiedenen Methoden ergibt sich
— aus der Art des Arbeitsplatzes (Funktions-, Stationsbereich)
— aus dem Bestreben, die bestmögliche Personalbesetzung herauszuarbeiten (Vergleich verschiedener Methoden)
— aus den bestehenden Anhaltszahlen der DKG, die den Krankenkassen zur Anerkennung der Pflegesätze als Grundlagen dienen.

Bevor auf die einzelnen Berechnungsarten eingegangen wird, seien an dieser Stelle Inhalte und Berechnung des Personalausfalls dargestellt, weil dieser bei allen dann folgenden Personalberechnungsmethoden wieder vorkommt.

---
*) Entschließung der Gesundheitsministerkonferenz 1978, § 18 L (5).

6.2.1. Ausfallzeit

Bei der Personalausfallzeit geht es um die Fehlzeiten im Pflegebereich, bezogen auf einen definierten Zeitraum. Dieser beträgt in der Regel ein Jahr. Bisher anerkannte Fehlzeiten sind
— Wochenfeiertage*)
— Urlaub
— Mutterschutzfrist
— Krankheit
— Heilverfahren
— Dienstbefreiungen

Natürlich wird auch aus anderen Gründen gefehlt wie z. B. berufliche Fort- und Weiterbildung, Mutterschafts*urlaub*. Diese Zeiten gehen noch nicht in die sogenannten anerkannten Ausfallzeiten ein, d. h. Fehlzeiten, für die Ersatzpersonal berechnet werden darf. Da dieses Fehlen jedoch ein legales Faktum ist und es die Stationen nur schwer verkraften können, bemühen sich alle in der Pflege Verantwortlichen, die realen Fehlzeiten zu ermitteln und ihre Anerkennung bei den Personaldiskussionen zu erwirken. Die Erfahrung zeigt, daß bei genauer Beweisführung die Wahrscheinlichkeit hoch ist, hierin Erfolg zu haben.

Es gibt einen Unterschied zwischen
— Ausfallzeit in Prozent
— Zuschlag für Ausfälle in Prozent

Was bedeutet das?

Ausfallzeit schließt ein, daß für die erwähnten Fehlzeiten zusätzlich Personal arbeiten kann. Diese zusätzlichen Personen haben jedoch ihrerseits eine Ausfallzeit. Das wird in der Berechnung für den *Zuschlag für Ausfälle* berücksichtigt.

Der Zuschlag enthält demnach
— den Ausfall des Stammpersonals
— den Ausfall des Ersatzpersonals

Es ist üblich, den Personalausfall auf 100 Personen zu beziehen.

Formel zur Berechnung des Zuschlages für Ausfall

$$\text{Zuschlag für Ausfall in \%} = \left(\frac{100}{(100-A)} - 1\right) \times 100$$

Beispiel:

Der Personalausfall beträgt 15 %; wie hoch ist der Zuschlag für Ausfall?

$$\text{Zuschlag für A} = \left(\frac{100}{(100-15)} - 1\right) \times 100 = \left(\frac{100}{85} - 1\right) \times 100 = 17{,}65 \%$$

---

*) Die Wochenfeiertage sind entweder in der Ausfallzeit oder in der durchschnittlichen wöchentlichen/monatlichen/jährlichen Arbeitszeit zu berücksichtigen. Nach Bölke (3) werden die Wochenfeiertage von der durchschnittlichen Arbeitszeit abgezogen. In dem Fall dürfen sie der Ausfallzeit nicht mehr zugerechnet werden.

Der Zuschlagsfaktor für Ausfall (ZFA) beinhaltet *eine* Pflegeperson mit ihrem Ausfall.

Formel zur Berechnung des ZFA (4)

$$ZFA = \frac{100}{(100-A)}$$

Beispiel:

Der Personalausfall beläuft sich auf 15 %. Wie lautet der ZFA?

$$ZFA = \frac{100}{(100-15)} = \frac{100}{85} = 1{,}1765$$

Beim Vergleich der Ergebnisse des ZFA und des Zuschlags für Ausfall in Prozent fällt auf, daß es sich um gleiche Zahlen bei Verschiebung des Kommas um zwei Stellen nach links handelt. Der ZFA erhält eine 1 vor dem Komma. Voraussetzung für gleiche Zahlen ist natürlich die gleiche Höhe der Ausfallzeit — hier 15 %.

Der Grund für gleiche Zahlen bei verschobenem Komma:

— Im ZFA sind jeweils *eine* Person und ihr Zuschlag enthalten.
— Im Zuschlag für Ausfallzeiten ist die Ausfallzeit *je 100 Personen* enthalten.

Es ist festzustellen, daß sowohl der Zuschlag für Ausfälle in Prozent als auch der ZFA höher liegen als der eigentliche Personalausfall. Das kommt daher, weil Pflegepersonen, die den Ausfall des Stammpersonals ersetzen, wieder denselben Ausfall haben. Das Ersatzpersonal weist wiederum den gleichen Ausfall auf. Dies setzt sich fort.

Beispiel:

Stammpersonal	1	Person
Ersatzpersonal 15 %	0,15	Person
Ersatz des Ersatzpersonals 15 %	0,0225	Person
Ersatz-Ersatz-Ersatzpersonal 15 %	0,0037	Person
	1,1762	Personen

6.2.2. Leistungseinheitsrechnung

Hierbei wird der Zeitaufwand für die Arbeitsleistung erfaßt.

Formel für Leistungseinheitsrechnung:

$$\text{Planstellen} = \frac{\text{Zeitaufwand in Minuten} \times \text{Anzahl der Maßnahmen je Woche} \times \text{ZFA}}{60 \text{ Min.} \times \text{tarifliche Wochenstunden*}}$$

Beispiel:
- Die Durchführung eines EKG dauert durchschnittlich 15 Min. mit Vor- und Nacharbeiten
- 250 EKG sind pro Woche zu schreiben
- Der Personalausfall beträgt 15 %

Unter Berücksichtigung einer wöchentlichen Arbeitszeit von 40 Stunden berechnet sich der Personalbedarf folgendermaßen:

$$\text{Planstellen} = \frac{15 \times 250 \times 1{,}1765}{60 \times 40 \ (38{,}46)^*} = 1{,}8382 \text{ Stellen}$$

In dem dargestellten Beispiel sind 1,8 Planstellen erforderlich, um bei einer 40-Stunden-Woche die 250 EKG schreiben zu können. Diese Berechnungsmethode ist auch für den Pflegebereich nicht uninteressant im Zusammenhang mit der Übernahme von
- berufsfremden Arbeiten
- Arbeiten, die auf Grund von Veränderungen neu hinzukommen (ohne Entlastung)
- oder im Zusammenhang mit der Überprüfung des Zeit- und Personalaufwandes für bestimmte Tätigkeiten.

Diese Arbeiten können mit Hilfe vorgegebener Formel in Planstellen umgesetzt werden.

Übung:
- Erinnern Sie sich an Arbeitsleistungen, die auf Ihrer Station zusätzlich oder berufsfremd hinzugekommen sind.
- Notieren Sie den Zeitaufwand für diese Tätigkeiten.
- Setzen Sie 20 % Personalfehlzeiten voraus.
- Errechnen Sie Planstellen für dieses Beispiel.

6.2.3. Arbeitsplatzrechnung

Ausschlaggebend bei dieser Rechnungsform ist die erforderliche Anwesenheitszeit des Personals. Sie gibt den Mitarbeitern auf der Station überschlägig den Eindruck, ob bei den erfahrungsgemäß erforderlichen Schichtbesetzungen ihre Ausrechnung nach dieser Methode in etwa den zugestandenen Planstellen entspricht. In Einzelfällen kann evtl. diese Berechnung eine Argumentationshilfe sein, wenn die als notwendig erklärte Schichtbesetzung ausreichend begründet werden kann.

In den folgenden Berechnungsbeispielen werden zwei wesentliche Dinge miteinander verglichen:

A. Die Unterschiede im Ergebnis von Wochen-, Monats- und Jahresrechnungen. Die Differenzen wirken sehr gering, können aber bei einer Gesamtbelegschaft von 200, 300 oder 400 Pflegepersonen einige Planstellen ausmachen. Die Jahresrechnung an Hand jährlich festgestellter Daten ergibt das genaueste Ergebnis. In der Praxis kann ohnehin nicht wöchentlich Personal berechnet werden.

B. Es gibt einen, wenn ebenfalls geringen, Unterschied, wenn Feiertage, die auf Werktage fallen, in den Berechnungen berücksichtigt werden. An Wochenfeiertagen wird in der Regel gleichermaßen reduziert gearbeitet wie an Wochenenden.

Eine Station erfordert folgende Personalbesetzung:

Montag bis Freitag

```
6.00 — 14.00 Uhr 4 Pers. = 4 Pers. × 8 Std. = 32 Std.
14.00 — 22.00 Uhr 3 Pers. = 3 Pers. × 8 Std. = 24 Std.
21.30 —  6.30 Uhr 1 Pers. = 1 Pers. × 9 Std. =  9 Std.
                                                65 Std.
```

Die Gesamtarbeitszeit für einen Werktag beträgt 65 Stunden.

Samstag, Sonntag, Wochenfeiertage

```
6.00 — 14.00 Uhr 3 Pers. = 3 Pers. × 8 Std. = 24 Std.
14.00 — 19.00 Uhr 3 Pers. = 3 Pers. × 5 Std. = 15 Std.
19.00 — 22.00 Uhr 1 Pers. = 1 Pers. × 3 Std. =  3 Std.
21.30 —  6.30 Uhr 1 Pers. = 1 Pers. × 9 Std. =  9 Std.
                                                51 Std.
```

Die Gesamtarbeitszeit für einen Wochenend- bzw. Wochenfeiertag beträgt 51 Stunden.

In diese Rechnung geht nur die Arbeitszeit ein, d. h. also keine Pausen. Die Pausen wirken sich in der Praxis auf die Überschneidungszeiten aus. Die in dieser Rechnung vorkommenden Überschneidungen am Morgen und am Abend ergeben sich, weil Arbeits- und Anwesenheitszeit der Nachtwache identisch sind.

---

*) Bölke geht von durchschnittlich 10 Wochenfeiertagen pro Jahr aus (3). 10 Wochenfeiertage × 8 Std. = 80 Arbeitsstunden. Die Umrechnung auf die wöchentliche Arbeitszeit lautet:
$\frac{80 \text{ Stunden}}{52 \text{ Wochen}} = 1{,}54$ Std. 40 Wo.-Std. — 1,54 = 38,46 Wochenstunden

Arbeitsplatzrechnung auf der Grundlage einer Woche
(Wochenfeiertage nicht berücksichtigt, 5-Tage-Woche)

Montag bis Freitag			*Stellen*
6.00 — 14.00 Uhr	$\frac{5 \text{ (Tage)} \times 4 \text{ (Pers.)} \times 8 \text{ (Std.)}}{40 \text{ (Arbeitsstunden/Woche)}}$	$= \frac{160}{40}$	$= 4$
14.00 — 22.00 Uhr	$\frac{5 \times 3 \times 8}{40}$	$= \frac{120}{40}$	$= 3$
21.30 — 6.30 Uhr	$\frac{5 \times 1 \times 9}{40}$	$= \frac{45}{40}$	$= 1{,}125$
			$\overline{8{,}125}$

Samstag und Sonntag			
6.00 — 14.00 Uhr	$\frac{2 \times 3 \times 8}{40}$	$= \frac{48}{40}$	$= 1{,}2$
14.00 — 19.00 Uhr	$\frac{2 \times 3 \times 5}{40}$	$= \frac{30}{40}$	$= 0{,}75$
19.00 — 22.00 Uhr	$\frac{2 \times 1 \times 3}{40}$	$= \frac{6}{40}$	$= 0{,}15$
21.30 — 6.30 Uhr	$\frac{2 \times 1 \times 9}{40}$	$= \frac{18}{40}$	$= 0{,}45$
			$\overline{2{,}55}$

Ergebnis: 8,125 Stellen
 2,55 Stellen
 ———————
 10,675 Stellen

Gleiche Rechnung unter Berücksichtigung eines Wochenfeiertages

Montag, Dienstag, Donnerstag, Freitag			*Stellen*
6.00 — 14.00 Uhr	$\frac{4 \times 4 \times 8}{40}$	$= \frac{128}{40}$	$= 3{,}2$
14.00 — 22.00 Uhr	$\frac{4 \times 3 \times 8}{40}$	$= \frac{96}{40}$	$= 2{,}4$
21.30 — 6.30 Uhr	$\frac{4 \times 1 \times 9}{40}$	$= \frac{36}{40}$	$= 0{,}9$
			$\overline{6{,}5}$

Samstag, Sonntag, Mittwoch (Feiertag)			
6.00 — 14.00 Uhr	$\frac{3 \times 3 \times 8}{40}$	$= \frac{72}{40}$	$= 1{,}8$
14.00 — 19.00 Uhr	$\frac{3 \times 3 \times 5}{40}$	$= \frac{45}{40}$	$= 1{,}125$
19.00 — 22.00 Uhr	$\frac{3 \times 1 \times 3}{40}$	$= \frac{9}{40}$	$= 0{,}225$
21.30 — 6.30 Uhr	$\frac{3 \times 1 \times 9}{40}$	$= \frac{27}{40}$	$= 0{,}675$
			$\overline{3{,}825}$

Ergebnis: 6,5 Stellen
 3,825 Stellen
 ———————
 10,325 Stellen

Der angenommene A beträgt in beiden Fällen 17 %.

Bei einer Planstellenermittlung in der hier aufgezeigten Weise kann der Rechengang gekürzt werden, indem der ZFA nur mit den errechneten Gesamtstellen multipliziert wird (anstatt ihn in jeden Bruch einzubeziehen).

Die 10,675 Stellen erweitern sich um ZFA auf   Die 10,325 Stellen erweitern sich um ZFA auf
 10,675 × 1,2048 = 12,861 Stellen.   10,325 × 1,2048 = 12,4395 Stellen.

Arbeitsplatzrechnung auf der Grundlage eines Monats
(Wochenfeiertage nicht berücksichtigt)

Mai 1984
Ein Monat mit 31 Tagen 31 Tage
minus Samstage und Sonntage 9 Tage
(5-Tage-Woche) ———————
 22 Tage = Werktage

Die derzeit tariflich vorgeschriebene Arbeitszeit beträgt 40 Stunden pro Woche. Ein Monat mit 31 Tagen weist eine Arbeitszeit aus von

40 × Anzahl der Wochen
 Anzahl der Wochen = $\frac{31}{7} = 4{,}45$

Die Grundarbeitszeit (GA) = 40 × 4,45 = 177,14 Std./Mon.*)

Im folgenden werden die zuvor ermittelten Gesamtarbeitszeiten angewandt, das waren 65 Arbeitsstunden an Werktagen
 51 Arbeitsstunden an Wochenendtagen

$\frac{65 \times 22}{177{,}14} = \frac{1430}{177{,}14} = 8{,}073$ Stellen

$\frac{51 \times 9}{177{,}14} = \frac{459}{177{,}14} = 2{,}591$ Stellen
                                            ———————
                                            10,664 Stellen

Gleiche Rechnung unter Berücksichtigung der Wochenfeiertage

 31 Tage (Mai 1984)
minus 9 Samstage und Sonntage
minus 2 Wochenfeiertage
 ———————
 20 Werktage

$\frac{65 \times (22 - 2)}{177{,}14} = 7{,}338$ Stellen

$\frac{51 \times 11}{177{,}14} = 3{,}166$ Stellen
                                   ———————
                                   10,504 Stellen

Die errechneten Stellen erweitern sich um den ZFA (Ermittlung siehe Seite 36)

*) Nach Bölke: 38,46 × 4,45 = 171,14 Std./Monat

Je nach der ausgeübten Tagewoche (5 Arbeitstage pro Woche, 5,5 oder 6 Tage) ändert sich die

Anrechnung der Wochenfeiertage

Bei der 5-Tage-Woche gelten als Wochenfeiertage solche, die auf Montag bis Freitag fallen.
Bei der 6-Tage-Woche gelten als Wochenfeiertage solche, die auf Montag bis Samstag fallen.
Bei der 5,5-Tage-Woche gelten als Wochenfeiertage solche, die auf Montag bis Samstag fallen, wobei der Samstag nur zur Hälfte gewertet wird.

> **Übung:**
> — Berechnen Sie nach der Methode der Arbeitsplatzrechnung das erforderliche Personal für Ihren eigenen Arbeitsbereich. Versuchen Sie, den Prozentsatz Ihres Personalausfalls in Erfahrung zu bringen; anderenfalls arbeiten Sie mit einem Personalausfall von 20 %.

Arbeitsplatzrechnung auf der Grundlage eines Jahres (Wochenfeiertage nicht berücksichtigt)

Das Jahr hat	365 Tage
minus Samstage u. Sonntage (5-Tage-Woche)	105 Tage
	260 Tage = Werktage

Ein Jahr mit 365 Tagen hat $\frac{365}{7} = 52,14$ Wochen

Die GA = $40 \times 52,14 = 2085$ Stunden*)

$$\frac{65 \times 260}{2085} = \frac{16900}{2085} = 8,105 \text{ Stellen}$$

$$\frac{51 \times 105}{2085} = \frac{5355}{2085} = 2,56 \text{ Stellen}$$

$$\underline{10,665 \text{ Stellen}}$$

Gleiche Rechnung unter Berücksichtigung der Wochenfeiertage

	365 Tage	
minus	105 Samstage u. Sonntage	
minus	10 Wochenfeiertage (durchschnittlicher Wert)	
	250 Werktage	

$$\frac{65 \times (260 - 10)}{2085} = \frac{16250}{2085} = 7,793$$

$$\frac{51 \times 115}{2085} = \frac{5865}{2085} = 2,812 \text{ Stellen}$$

$$\underline{10,605 \text{ Stellen}}$$

Die errechneten Stellen erweitern sich um den ZFA (Ermittlung siehe Seite 36)

*) Nach Bölke: $38,46 \times 52,14 = 2005$ Stunden

6.2.4. Kennzahlenrechnung (Anhaltszahlenrechnung)

Die Kennzahlen — auch Anhaltszahlen — stellen Verhältniszahlen dar und drücken das Zahlenverhältnis aus zwischen Pflegepersonal und Patienten. Das heißt konkret: X Patienten werden von einer Pflegekraft betreut. Die Kennzahlen wurden von der DKG ermittelt über
— Arbeitsanalysen
— Leistungseinheits- und Arbeitsplatzrechnungen
— Erhebung von Arbeits- und Personal-Ist-Beständen
— Erfahrungswerte

Die heute im Gespräch und weitgehend in der Anwendung befindlichen Zahlen stammen aus den Jahren 1969 und 1974. Die 1969er Zahlen sind in der Arbeitszeit dem heute gültigen Stand von 40 Stunden pro Woche anzupassen.

6.2.4.1. Grundlagen der Kennzahlen (Anhaltszahlen)

Die wesentliche Grundlage zur Ermittlung von Anhaltszahlen ist der **Pflegezeitaufwand**. Damit ist die Zeit gemeint, die pro Tag aufgewendet werden muß, um einen Patienten (in einem bestimmten Bereich) zu pflegen. Es wird unterschieden nach zentraler und dezentraler Organisationsform. Unter die zentralen Dienste fallen folgende Einrichtungen:

— heizbare Speisetransportwagen oder Tablettsystem
— zentrale Geschirreinigung
— Bettenzentrale
— Zentralsterilisation
— Hol- und Bringedienst
— Rationalisierung der Schreibarbeiten
— zentrale Disposition und Durchführung verschiedener Putzarbeiten
— ausreichende Aufzüge
— funktionell gut angelegte Pflegeeinheiten

Bezüglich der Standards der pflegerischen Versorgung wird von den Regelleistungen des Krankenhauses ausgegangen. Die Pflegetätigkeit wurde unterschieden nach

— Pflege
— Verwaltung und Versorgung
— Hausarbeit

Der in den Anhaltszahlen zugrunde gelegte Pflegezeitaufwand ist für Arbeitsbereiche bei zentraler Organisation wie folgt angegeben (6):

Tabelle 2 [6]

Tätigkeitsgruppen	Grundpflege	Behandlungspflege	Verwaltung Versorgung	Hausarbeit	Pflegearbeit insgesamt	Pflegearbeit insgesamt
Krankenpflegekategorien	Min.	Min.	Tagesdienst Min.	Min.	Min.	Nachtdienst Min.
Allgemeine Normalpflege	50	29	16	6	101	12—18
Allgemeine Langzeitpflege	65	19	11	6	101	12—18
Säuglings- und Kinderkrankenpflege	65	35	16	10	126	14—20
Neugeborenenpflege	70	7	7	6	90	14—20
Psychiatrische Akutpflege	52	27	16	6	101	12—18
Psychiatrische Normalpflege	41—56	8—10	6—8	5—6	60—80	10—14
			Tages- und Nachtdienst			
Intensivbehandlung	235—300	255—360	20	15—20	525—700	
Intensivüberwachung und -pflege	108—220	43—102	16—20	8	175—350	
Allgemeine Minimalpflege	6	12—15	10—12	2	30—35	
Psychiatrische Langzeitpflege	20—23	7—8	6	5	38—42	

Die Kenn- oder Anhaltszahlen gelten für
— Allgemeinkrankenhäuser von der Regel- bis zur Spitzenversorgung. Nicht eingeschlossen sind Spezialkliniken.

Die Kenn- oder Anhaltszahlen beziehen sich auf
— Grund- und Behandlungspflege, Verwaltungs- und Hausarbeit
— Funktions- wie Gruppenpflege
— Zahl der durchschnittlich belegten Betten
— Verweildauer von etwa 16 Tagen (1969) bzw. „verkürzte" Verweildauer (1974)
— Tagesschichten zwischen 6.00 und 22.00 Uhr (1974 ist erstmals auch Schichtdienst ausgewiesen)
— Tarifliche wöchentliche Arbeitszeit von 45 Stunden (1969), 40 Stunden (1974)
— Krankenschwestern und -pfleger, Kinderkrankenschwestern, Krankenpflegehelfer, sonstige Pflegehelfer

Die Kenn- oder Anhaltszahlen beinhalten
— 15 % Personalausfall

6.2.4.2. Vergleich der Anhaltszahlen von 1969 und 1974 [5]

Die Zahlen von 1969 (45 Wochenarbeitsstunden):

Allgemeine Krankenpflege
  zentrale Organisation   1 : 3,7
  dezentrale Organisation   1 : 3,3
Säuglings- und Kinderpflege
  zentrale Organisation   1 : 2,9
  dezentrale Organisation   1 : 2,5
Frühgeborenenpflege
  zentrale Organisation   1 : 1,9
  dezentrale Organisation   1 : 1,75
Neugeborenenpflege   1 : 3,7
Intensivüberwachung
  und -pflege   1 : 1,9 bis 1 : 1,0
Intensivbehandlung   1 : 0,7 bis 1 : 0,5

Anmerkungen zu den Anhaltszahlen (1969 [5]):

— Die Entwicklung dieser Zahlen wurde begründet mit:
  • Weiterentwicklung der Medizin
  • verfeinerte diagnostische und therapeutische Methoden
  • systematische Anwendung der Intensivüberwachung
  • Arbeitszeitverkürzung

— Anhaltszahlen sind Anhaltspunkte zur Gewährleistung einer optimalen Krankenpflege

— Unterschiede zu den hier dargestellten Kennzahlen können erforderlich werden durch
  • Unterschiede und Aufgabenstellung der Krankenhäuser
  • Verweildauer der Patienten
  • Behandlungs- und Pflegemethoden

— Zugrunde gelegt wird/werden die
  • jahresdurchschnittliche Bettenbelegung
  • Tagesdienststunden von 6.00 Uhr bis 22.00 Uhr
  • 15 % Personalausfall

— Anteil an Gesamtstellen der *Kranken*pflegehelfer(innen) und Helfer(innen):
  • bei dezentralen Diensten 40 %   d. h., alle Helfer(innen) zusammen können 30 % bzw.
  • bei zentralen Diensten 30 %   40 % der Gesamtstellen besetzen

— Schüler können angerechnet werden
  • höchstens 3 : 1   d. h., 3 Schüler entfallen auf
  • mindestens 3 : 2   eine bzw. zwei Planstellen

Anmerkungen zu den Anhaltszahlen (1974 [5]):

— Die Entwicklung dieser Zahlen wurde begründet mit:
  • weiter erfolgte Entwicklung im Krankenhauswesen
  • neue Behandlungs- und Pflegemethoden
  • größere Zahl zu versorgender Patienten
  • höhere Pflegeintensität
  • Arbeitszeitverkürzung
  • Verbesserung objektiver und subjektiver Arbeitsbedingungen der Krankenhausmitarbeiter

— Anhaltszahlen sind Anhaltspunkte zur Gewährleistung einer *ausreichenden und zweckmäßigen* pflegerischen Krankenversorgung

Tabelle 3: **Die Zahlen von 1974 (40 Wochenarbeitsstunden) [5]**

Dienstformen Krankenpflegekategorien	Geteilter Dienst mit 2 Wochenendtagen reduziertem Dienst 6—22 Uhr		Mischform 5 Wochentage Schichtdienst/2 Wochenendtage reduzierter geteilter Dienst 0—24 Uhr	Schichtdienst mit 2 Wochen- endtagen reduziertem Dienst 0—24 Uhr
		0—24 Uhr		
1. Normalpflegebereiche				
1.1. Allgemeine Krankenpflege				
von	1 : 3,24	1 : 2,72	1 : 2,86	1 : 2,79
bis	1 : 2,90	1 : 2,44	1 : 2,57	1 : 2,51
1.2. Kinderkrankenpflege				
1.2.1. Neugeborene (gesunde Säuglinge)	1 : 3,25	1 : 2,60	1 : 2,69	1 : 2,61
1.2.2. Kranke Säuglinge und Kinder				
von	1 : 2,52	1 : 1,99	1 : 2,13	1 : 2,08
bis	1 : 2,17	1 : 1,71	1 : 1,87	1 : 1,82
1.2.3. Frühgeborene				
von	1 : 1,68	1 / 1,27	1 : 1,31	1 : 1,26
bis	1 : 1,53	1 : 1,16	1 : 1,22	1 : 1,19
1.3. Psychiatrische Krankenpflege				
1.3.1. Akut- u. Aufnahmeversorgung				
von	1 : 3,24	1 : 2,72	1 : 2,86	1 : 2,79
bis	1 : 2,90	1 : 2,44	1 : 2,57	1 : 2,51
1.3.2. Regel- u. Langzeitversorgung				
von	1 : 4,09	1 : 3,43	1 : 3,61	1 : 3,52
bis	1 : 3,62	1 : 3,04	1 : 3,21	1 : 3,14
	0—24 Uhr	0—24 Uhr	0—24 Uhr	0—24 Uhr
2. Intensivpflegebereiche Krankenpflege, Kinderkrankenpflege u. psychiatrische Krankenpflege in der Intensivüberwachung u. Intensivbehandlung				
von	1 : 1,0	1 : 1,0	1 : 1,0	1 : 1,0
bis	1 : 0,43	1 : 0,43	1 : 0,43	1 : 0,43

— Individuelle Stellenpläne müssen erarbeitet werden im Falle von
- Besonderheiten in der Arbeitsorganisation
- Abweichungen von den genannten Grundlagen der Anhaltszahlen

— Zugrunde gelegt wird/werden die
- jahresdurchschnittliche Bettenbelegung
- Tagesdienststunden von 6.00 Uhr bis 22.00 Uhr
- 15 % Personalausfall

Zusätzlich werden Zahlen für geteilten und Schichtdienst ausgewiesen.

— Anteil an Gesamtstellen Krankenschwester(-pfleger), Kinderkrankenschwester, Krankenpflegehelfer(in)
bei zentralen Diensten 80 %
bei dezentralen Diensten 70 %
alle „Examinierten" zusammengefaßt, also einschl. Krankenpflegehelfer/innen 70 bzw. 80 %

— Schüler werden angerechnet
Krankenpflegeschüler: nicht weniger als 3 : 1
Krankenpflegehilfeschüler: nicht weniger als 2 : 1

6.2.4.3. Umrechnung der Kennzahlen von 1969 auf heute angewandte Größen

Die Anhaltszahlen von 1969 beziehen sich auf 45 Wochenstunden, obwohl zu diesem Zeitpunkt noch 46 Stunden je Woche gearbeitet wurden.

Entwicklung der Arbeitszeit
46 Stunden/Woche
1971 45 Stunden/Woche
1973 42 Stunden/Woche
1974 40 Stunden/Woche

Wie wird auf eine andere Wochenstundenzahl umgerechnet?

Dies geschieht unter Anwendung des Dreisatzes.

Beispiel:

Die Anhaltszahl für die allgemeine Krankenpflege heißt 1969 1 : 3.7. Diese gilt für 45 Arbeitsstunden. Sie soll auf 40 Stunden umgerechnet werden.

Formel zur Umrechnung einer 1969er AZ auf die 40-Stunden-Woche

$$\text{Neue AZ} = \frac{\text{neue Arbeitszeit} \times \text{alte AZ}}{\text{alte Arbeitszeit}}$$

Die Formel angewandt auf genanntes Beispiel:

$$\text{Neue AZ} = \frac{40 \times 3{,}7}{45} = 3{,}2888$$

> **Übung:**
> Rechnen Sie alle weiteren Anhaltszahlen von 1969 um, geltend für die 40-Stunden-Woche.
>
> *Allgemeine Krankenpflege*
> 1 : 3,7 (Zentrale Dienste)
> 1 : 3,3 (Dezentrale Dienste)
>
> *Kinderkrankenpflege*
> 1 : 2,9 (Zentrale Dienste)
> 1 : 2,5 (Dezentrale Dienste)
> 1 : 1,9 (Zentrale Dienste)
> 1 : 1,75 (Dezentrale Dienste)
> 1 : 3,7
>
> *Intensivmedizin*
> 1 : 1,9
> 1 : 1,0
> 1 : 0,7
> 1 : 0,5

6.2.4.4. Umrechnung der Kennzahlen auf andere Ausfallzeiten

Es wurde festgestellt, daß die Anhaltszahl eine Fehlzeit (Ausfallzeit) von 15 % beinhaltet. Was ist zu tun, wenn die Mitarbeiter insgesamt nicht 15 %, sondern 25 % Fehlzeiten aufzuweisen haben? Die Fehlzeit wird in die Anhaltszahl „eingearbeitet".

Beispiel:
— es wird von der AZ (Anhaltszahl) 3,2888 ausgegangen
— zugrunde gelegt wird eine Ausfallzeit von 25 %

Formel zur Umrechnung einer AZ auf andere Ausfallzeiten

$$AZ = \frac{(100 - A)}{(100 - 15)} \times \text{alte AZ}$$

Die Formel in Zahlen:

$$AZ = \frac{(100 - 25)}{(100 - 15)} = \frac{75}{85} \times 3{,}2888 = 2{,}9$$

Ein weiteres Beispiel:
— A beträgt 19 %, die AZ 3,2888

$$AZ = \frac{(100 - 19)}{(100 - 15)} = \frac{81}{85} \times 3{,}2888 = 3{,}134$$

> **Übung:**
> — legen Sie die Fehlzeiten in Ihrem Krankenhaus zugrunde.
> — gegebenenfalls denken Sie sich einige andere aus.
> — wählen Sie eine AZ aus für diese Übungen.
> — rechnen Sie die gewählte AZ auf die entsprechenden Fehlzeiten um.
> — prüfen Sie Ihren Rechenvorgang an Hand oben ausgeführter Beispiele.

6.2.5. Berechnung der Nachtwachenstellen

Die Anhaltszahlen von 1969 und ein Teil der von 1974 umfassen die Tageszeiträume von 6.00 bis 22.00 Uhr. Damit sind acht von 24 Stunden nicht abgedeckt. Hierzu heißt es in den Anmerkungen zu den Anhaltszahlen, daß die DKG folgende Personalbesetzungen als Grundlage vorschlägt:

Allgemeine Krankenpflege	32	Patienten
Psychiatrische Krankenpflege	32	Patienten
Kinderkrankenpflege zwischen	10	Kindern (Frühgeb.)
und	30	Kindern (kranke Kinder)

durchschnittlich eine Pflegekraft

Zu berücksichtigen sind die bauliche Gliederung eines Krankenhauses und andere Besonderheiten, die auf die Besetzung Auswirkung haben.

Formel zur Ermittlung der Planstellen für den Nachtdienst:

$$\frac{\text{Arbeitsplatz} \times \text{Arbeitszeit pro Nacht} \times \text{Tage pro Woche} \times \text{ZFA}}{\text{tarifliche Wochenarbeitszeit}}$$

Arbeitsplatz — was ist das?

— Zum Beispiel hat eine Station 32 Betten. Hier arbeitet in der Regel eine Nachtwache. Es handelt sich um *einen* Arbeitsplatz.
— Eine Abteilung hat 50 Betten. Üblicherweise arbeiten hier zwei Personen in der Nacht. Demnach hat diese Abteilung *zwei* Arbeitsplätze.
— Möglicherweise gibt es eine 45-Betten-Station mit grundsätzlich einer Nachtwache. Dann liegt auch hier *ein* Arbeitsplatz vor.

Arbeitszeit pro Nacht

Da der Tagdienst von 6.00 bis 22.00 Uhr in den Kennzahlen berücksichtigt ist, bleibt zwangsläufig noch die Zeit zwischen 22.00 und 6.00 Uhr abzudecken. Diesen Stunden müßte Überlappungszeit zum Zeitpunkt des Schichtwechsels hinzugefügt werden. Es müßte also in obiger Formel mit neun Stunden gerechnet werden. Folgende Rechnungsanwendungen sind möglich:

A. Vorgegebene Anhaltszahl oder

plus Nachtwachenformel mit 9 Stunden

B. Umgerechnete Anhaltszahl auf Zeiten bis z. B. 20 Uhr plus Nachtwachenformel mit 11 Stunden

Die Anwendung der vorgegebenen Anhaltszahl plus Nachtwachenformel mit 11 oder 12 Stunden geht nicht, da dann die Zeit zwischen Tagdienstende und 22.00 Uhr doppelt berechnet ist.

Beispiel:
Drei nebeneinanderliegende Stationen mit zusammen 72 Betten werden von zwei Nachtwachen betreut. Ihr Dienst reicht von 20.30 Uhr bis 6.30 Uhr = 10 Stunden.
Wieviel Nachtwachenplanstellen sind erforderlich?

$$\text{Planstellen} = \frac{2 \times 9 \times 7 \times 1{,}1766}{40} = \frac{148{,}2516}{40} = 3{,}71$$

6.2.6. Anwendung der Kennzahlen

Für folgende Station soll die Personalberechnung durchgeführt werden

— Interne gemischte Station
— Zentrale Dienste
— 40 Betten
— Belegung 85 %
— Ausfallzeiten 15 %

Formel zur Berechnung des Tagdienstpersonals

$$\boxed{\text{Planstellen} = \frac{\text{Betten} \times \text{Belegungsgrad}}{\text{AZ}}}$$

A. Planstellen für den Tagdienst obiger Station

$$\text{Planstellen} = \frac{40 \times 0{,}85}{3{,}288} = 10{,}340 \text{ Stellen}$$

B. Planstellen für den Nachtdienst obiger Station

$$\text{Planstellen} = \frac{1 \times 9 \times 7 \times 1{,}1765}{40} = \underline{1{,}853 \text{ Stellen}}$$
$$ 12{,}193 \text{ Stellen}$$

Im nun folgenden Beispiel handelt es sich um die gleiche Station, jedoch mit veränderter Belegung und anderen Ausfallzeiten.
— Interne gemischte Station
— Zentrale Dienste
— 40 Betten
— Belegung 96 %
— Ausfallzeiten 25 %

Bei der Personalberechnung empfiehlt sich nachstehende Reihenfolge:
A. Umrechnung bei den 69er AZ (Anhaltszahlen) auf die 40-Std.-Woche
B Umrechnung der AZ auf die neue Ausfallzeit
C Errechnung des Tagdienstpersonals
D Errechnung des ZFA
E Errechnung des Nachtdienstpersonals
F Addition der Summe von Tag- und Nachtdienstpersonal

Zu A:
Die aktuellen AZ wurden auf Seite 42 errechnet

Zu B:
$$\text{AZ} = \frac{(100 - 25)}{(100 - 15)} = \frac{75}{85} \times 3{,}2888 = 2{,}9$$

Zu C:
$$\text{Planstellen/Tagdienst} = \frac{40 \times 0{,}96}{2{,}9} = 13{,}24 \text{ Stellen}$$

Zu D:
$$\text{ZFA} = \frac{100}{(100 - \text{A})} = \frac{100}{75} = 1{,}3333$$

Zu E:
$$\text{Planstellen/Nachtdienst} = \frac{1 \times 9 \times 7 \times 1{,}333}{40} = \underline{2{,}10 \text{ Stellen}}$$

Zu F:
$$ 15{,}34 \text{ Stellen}$$

6.2.7. Minutenwertformel

Die Minutenwertformel dient ebenfalls der Personalberechnung und wird in einigen Bundesländern vorzugsweise „anerkannt". Ihre Bestandteile sind:

B   Bettenzahl
BG   Belegungsgrad
MW   Minutenwert (es handelt sich um den Zeitaufwand für Pflegearbeit an einem Patienten pro Tag).
WTF   Wochentagefaktor (dieser spiegelt das Arbeitsaufkommen der einzelnen Wochentage und ihrer Schichten wider. Ein Werktag bei voller Arbeitsauslastung erhält z. B. den Faktor 1, ein Wochenendtag hat einen niedrigeren Faktor, z. B. 0,75 oder 0,5. Der Wochendurchschnitt liegt in der allgemeinen Krankenpflege bei z. B. 6,3).
ZFA   Zuschlagfaktor für Personalausfall.
ZFS   Zuschlagfaktor für Schichtdienst = 1,1.
Tarifliche Wochenarbeitszeit

Minutenwertformel (4)

$$\boxed{\text{Planstellen} = \frac{B \times BG \times MW \times WTF \times ZFS \times ZFA}{60 \times 40}}$$

Wochentagefaktoren (4)

Allgemeine Krankenpflege	6,3
Kinderkrankenpflege	6,5
Intensivpflegebereiche (alle)	7,0

Beispiel:
Gynäkologische Station
48 Betten
92 % Belegung
15 % A

Planstellen
(Tagdienst) = $\dfrac{48 \times 0{,}92 \times 101 \times 6{,}3 \times 1{,}1 \times 1{,}176}{40 \times 60} = 15{,}15$

Übungen:

Die nachfolgenden Angaben zur Personalberechnung eignen sich sowohl für die Berechnungsmethode nach Kennzahlen als auch nach der Minutenwertformel.

Übung 1
Interne Station, 45 Betten
⌀ Belegung 96 %
Zentrale Dienste
Personalausfall 19 %

Übung 2
Chirurgische Station, 26 Betten
⌀ Belegung 91 %
Dezentrale Dienste
Personalausfall 21 %

Übung 3
Gynäkologische Abteilung, 50 Betten
⌀ Belegung 96 %
Zentrale Dienste
Personalausfall 20 %

Übung 4
Pädiatrische Station, 27 Betten
⌀ Belegung 70 %
Zentrale Dienste
Personalausfall 22 %

Übung 5
Neugeborenenzimmer, 18 Krippen
⌀ Belegung 72 %
Zentrale Dienste
Personalausfall 16 %

Übung 6
Akut- und Aufnahmestation der Psychiatrie, 25 Betten
⌀ Belegung 95 %
Zentrale Dienste
Personalausfall 17 %

Übung 7
Regel- und Langzeitversorgung in der Psychiatrie,
32 Betten
⌀ Belegung 89 %
Dezentrale Dienste
Personalausfall 23 %

Übung 8
Wählen Sie die Gegebenheiten Ihrer eigenen Station. Rechnen Sie mit den Anhaltszahlen von 1969 und allen Zahlen von 1974. Wählen Sie dazu die gleiche Organisationsform (Zentrale, Dezentrale Dienste).
— Berechnen Sie für den Zeitraum von 24 Stunden, wenn Ihr Team alle Nachtdienste selber stellt.
— Berechnen Sie nur den Tagdienst, falls Sie mit Dauernachtwachen arbeiten.

6.3. Diskussion der Kennzahlen- und Arbeitsplatzrechnung

„Grundlage für die Ermittlung des Personalbedarfs im Pflegedienst ist der Zeitaufwand für alle pflegerischen und hilfspflegerischen Arbeiten (Arbeitsbedarf), der erforderlich ist, wenn die Patienten dem in der ärztlich-pflegerischen Zielsetzung des Krankenhauses vorgegebenen Standard entsprechend gepflegt werden ..." (6)

Der Passus enthält wesentliche Aussagen, die genau anzuschauen sind.

— Zeitaufwand für alle pflegerischen und hilfspflegerischen Tätigkeiten — als Beispiel diene die komplexe Tätigkeit des Waschens. Wieviel Zeit ist notwendig, einen Patienten zu waschen? Wir fragen selbstverständlich

- wie krank ist der Patient?
- wer wäscht ihn? (Schüler oder routinierte Krankenpflegekraft)
- was gehört alles zum Waschen? (Zähneputzen, Kämmen, Hemdwechsel, evtl. Laken- und Deckenwechsel)

Weniger selbstverständlich fragen wir danach

- ob wir einen Patienten am Vorgang beteiligen, indem er z. B. ein Handtuch bekommt, um sich selbst abzutrocknen, weil er dies noch kann (auch wenn es länger dauert)
- nach welchen Gesichtspunkten entschieden wird, ob Beine, Füße täglich oder zwei- bis dreimal wöchentlich gewaschen werden
- in welchem Ausmaß individuelle Wünsche in die Handlung einzubeziehen sind
- ob ein Patient auch vor dem Waschbecken sitzen kann u. a.

Auch diese Fragen bestimmen wesentlich den Zeitaufwand für Pflegearbeiten. Gleichzeitig sind hiermit Kriterien zur Pflegequalität angesprochen, aber diese sind bisher in der Krankenpflege nicht als Leitlinie formuliert worden. Welchen Wert hat demnach die Aussage, daß jemand durchschnittlich 25 Min. aufwendet, um einen Kranken zu waschen? Den Anhaltszahlen liegen Zeiten für Pflege zugrunde, die sich nicht auf definierte Pflegequalität beziehen. Es handelt sich um Messungen von Tätigkeiten, die auf Grund von Erfahrungen in einer bestimmten Weise durchgeführt werden. Das gilt ebenso für die Arbeitsplatzberechnung. Das bedeutet Unklarheit über „den Standard, der durch die ärztlich-pflegerische Zielsetzung eines Krankenhauses vorgegeben ist". (6)

Mit der Fortschreibung der Anhaltszahlen von 1969 auf die 40-Stunden-Woche ist der Krankenpflege nicht Genüge getan. Von 1969 bis heute
— hat sich die Verweildauer der Patienten verkürzt, die Arbeitsintensität hat zugenommen
— haben Diagnostik und Therapie zugenommen und sind zeitaufwendiger geworden
— gehen Diskussionen über Delegation ärztlicher Tätigkeiten an das Pflegepersonal zu Lasten der Pflegenden. Diese Tätigkeiten sind nicht der Personalberechnung zugrunde gelegt und somit nicht im Zeitaufwand für pflegerische Tätigkeiten der Anhaltszahlen enthalten.

— Die Anhaltszahlen sind ausgewiesen für Normalstationen und Intensivstationen. Dabei laufen z. B. die onkologischen Stationen unter Internen Normalstationen. Die Konzentration von krebskranken Patienten mit ihren Pflegeanforderungen wären aber eher in den Intensivbereich einzustufen. Von einer Entlastung der Internen Stationen kann trotz der Zusammenziehung der genannten Patienten keine Rede sein, da der Anteil der älteren Patienten und damit der Pflegezeitaufwand zugenommen hat. Auch die Stationen mit nur älteren Patienten sind eher der Intensivpflege zuzuordnen. Diese Beispiele zeigen, daß der Begriff der Intensivpflege in der Krankenpflege einer neuen Definition bedarf.

6.4. Die Schweizer Wegleitung — Vergleichende Gesichtspunkte zur Personalberechnung

Interessante Gedanken verfolgt eine Schweizer Studie zur Berechnung von Pflegepersonal. Ihre Ziele sind u. a. der direkte Bezug zwischen Personalberechnung und Patientenpflege, die Schaffung einer Kontrollmöglichkeit, die jederzeit eingesetzt werden kann, um
a) Personalbestand und -bedarf zu vergleichen
b) das Pflegepersonal der Qualifikation entsprechend einzusetzen.

Ein weiteres Ziel entspricht dem auch in Deutschland starken Wunsch, Standort und Arbeitsbereich des Pflegepersonals zu beschreiben und anderen Berufsgruppen gegenüber abzugrenzen. Was geschieht bei dieser Berechnung?
— Patienten werden — entsprechend dem Pflegegrad — in Abhängigkeitskategorien eingeteilt
  Kategorie I   unabhängige Patienten
  Kategorie II   teilweise abhängige Patienten
  Kategorie III vollständig abhängige Patienten

Für die Patienten der einzelnen Kategorien werden die Pflegebedürfnisse ermittelt, die wesentlich den Pflegezeitaufwand bestimmen. Dieser schwankt nach Ermittlungen zwischen 17 und 215 Minuten.

Tabelle 4

	Unterer Grenzwert	Durchschnitt	Oberer Grenzwert
Kategorie I	17 Min.	26 Min.	35 Min.
Kategorie II	67 Min.	90 Min.	113 Min.
Kategorie III	135 Min.	175 Min.	215 Min.

In der Schweiz wurden Stufen der Pflegequalität erarbeitet. Ein Krankenhaus hätte nach dieser Art der Festlegung des Pflegezeitaufwandes Gelegenheit, sich für einen der drei Minutenwerte (pro Patient und 24 Stunden) zu entscheiden. Diese Entscheidung übt gleichzeitig moralischen Druck aus, bei der Wahl des höchsten Wertes auch die höchste Stufe der Pflegequalität anzubieten.

In der Studie wird weiterhin unterschieden zwischen
— direkter Pflege
  Arbeiten, die zur eigentlichen Patientenpflege gehören und in Gegenwart des Patienten ausgeführt werden
— indirekter Pflege
  Arbeiten, die auch Pflegepersonal obliegen, die ohne Anwesenheit des Patienten möglich sind (Berichte, Planungen, Vor- und Nachbereitungen)
— hauswirtschaftlichen Arbeiten
  diese fallen ebenfalls im Zusammenhang mit Pflege an, können von Hilfskräften erledigt werden (Blumenversorgung, Küchen- und Reinigungsarbeiten)

Die markanten Unterschiede der Berechnungsideen sind:

SCHWEIZ	DEUTSCHLAND
— Die verschiedenen Minutenwerte für die Abhängigkeitskategorien lassen Freiraum zu. Überprüfung an Hand von Kriterien ist möglich. Gliederung der Pflegearbeiten läßt die Errechnung der unterschiedlich qualifizierten Pflegekräfte zu.	— Ergebnisse aus Arbeitsanalysen, Ist-Erhebungen und Erfahrungswerten gehen in Berechnungen ein. Es entstehen durchschnittliche Pflegeminuten (*ein* Wert). Die empfohlene Anpassung an individuelle Verhältnisse ist kompliziert.
— Jahresdurchschnittliche Belegung gilt, jedoch mit Rücksicht auf Abhängigkeitskategorien.	— Jahresdurchschnittliche Belegung wird zugrunde gelegt ohne Rücksicht auf Pflegeintensität.
— Es gibt Anhaltspunkte für die Pflegequalität.	— Berechnungen beinhalten in keiner Weise Aussagen zur Pflegequalität.
— Examinierte Pflegekräfte und Pflegehilfskräfte werden entsprechend dem Zeitaufwand für direkte, indirekte Pflege und hauswirtschaftliche Arbeiten differenziert errechnet.	— Gesamtstellenplan wird errechnet. Davon sind 20 bis 40 % der Stellen Pflegehilfskräften zuzuordnen, je nach Organisationsform des Krankenhauses und Jahrgang der angewandten AZ.

Was können wir aus dem Vergleich lernen?
— Wir müssen uns zur Pflegequalität äußern.
— Unterscheidungen zwischen Normal- und Intensiveinheiten sind unzureichend. Der tatsächliche Pflegezeitaufwand muß individueller berücksichtigt werden.
— Personaleinsatz muß auf Grund wechselnder Arbeitsbelastungen flexibel sein.

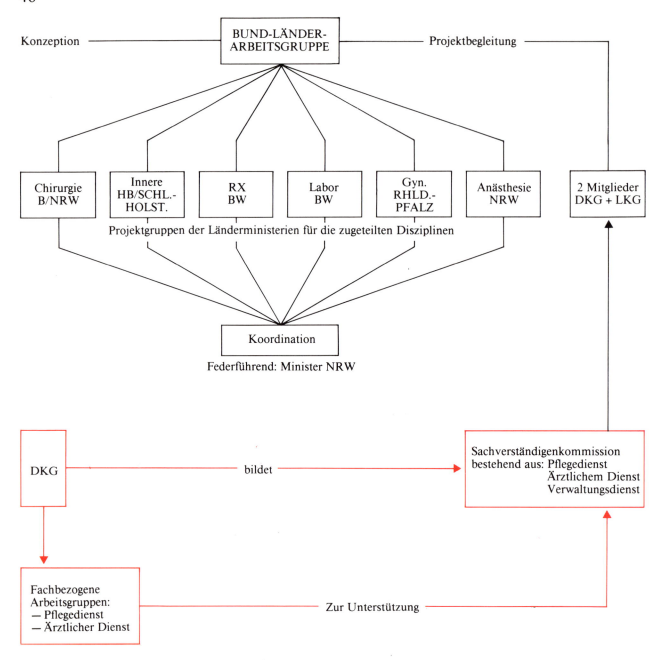

ABB. 19: *Grafische Übersicht über die unmittelbar (schwarz) und mittelbar (rot) beteiligten Arbeitsgruppen für das Projekt PBEV.*
Unberücksichtigt: — *Gewerkschaften*
— *Krankenkassen u. a.*

6.5. Das Personalbedarfsermittlungsverfahren (PBEV) — Forschungsauftrag zur Ermittlung des Personalbedarfes in bundesdeutschen Krankenhäusern

Die Besetzung der Krankenhäuser mit Pflegepersonal gibt seit Jahren Anlaß zu Konflikten zwischen den Pflegedienstmitarbeitern, vertreten durch die Krankenhausverwaltungen und den Trägern der Sozialversicherungen. Die Deutsche Krankenhausgesellschaft weist immer wieder darauf hin, daß die Zahlen der Orientierung dienen sollen und nicht der kritiklosen Übernahme auf irgendwelche Verhältnisse. Dennoch wird oft wenig sorgfältig mit ihnen umgegangen, was z. T. sicher daran liegt, daß es nicht einfach ist, sie auf individuelle Verhältnisse umzuändern. 1977 vergab der Bundesminister für Arbeit und Sozialordnung einen Forschungsauftrag für ein Personalbedarfsermittlungsverfahren. Ziele dieser Untersuchung waren:

— Der Personalbedarf sollte künftig leistungsbezogen errechnet werden.
— Der Weg der Berechnung sollte in jedem Krankenhaus anwendbar sein.
— Der ermittelte Personalbedarf müßte jederzeit überprüfbar sein.

Für diese Untersuchung wurden die Fachbereiche Chirurgie, Innere Medizin, Gynäkologie, Strahlenheilkunde, Anästhesie, Labor ausgewählt, da sie etwa ¾ des gesamten Personals beanspruchen. Die Studie umfaßte sechs Bundesländer.

Die Skizze zeigt,
— welchem Bundesland welche Disziplinen zugeordnet waren
— Gremien, die indirekt an dem Projekt mitarbeiteten
— daß keine *direkte* Mitarbeit und Interventionsmöglichkeit von seiten des Pflegepersonals gegeben waren

Aufgaben der DKG:
— Einflußnahme auf das Projekt
— Überwachung der Zielwahrung
— Informationsvermittlung an Ausschuß und Basis

In den für die Untersuchung ausgewählten Krankenhäusern wurde begonnen mit einer
Ist-Erhebung   — der Tätigkeiten
              — der Arbeitsabläufe
              — der Faktoren, die beides beeinflussen

Das Verfahren sollte fortgeführt werden über
— Analysen
— Auswertungen
— Hypothetische Tätigkeitskataloge bis zur
— Prüfung der Anwendbarkeit

Hieraus leiteten sich die Fragen ab, welche Soll-Vorstellungen die Grundlage für den hypothetischen Tätigkeitskatalog und für die Pflegequalität sein konnten.

Die Bundesarbeitsgemeinschaft Leitender Krankenpflegekräfte (BALK) bemühte sich um einen Ansatz in der Soll-Beschreibung pflegerischer Tätigkeiten. Sie arbeitete sogenannte „Flußdiagramme" aus. Es handelte sich um die grafische Darstellung von Arbeitsabläufen, deren
— Anfang und Ende definiert wurden
— Verlauf in detaillierte Phasen gegliedert wurde

Welchen Sinn hatte das?
Der Zeitaufwand für einen Arbeitsablauf konnte nur dann *einheitlich* ermittelt werden, wenn Beginn und Ende einer Arbeit definiert waren und nicht wie im folgenden Beispiel:

Beispiel:

Die Zeitmessung der Tätigkeit „Betten" beginnt
— in einem Fall bei der Auftragserteilung und
— im anderen Fall beim Wäscheschrank oder am Bett

Ein solches Vorgehen würde zumindest einige Berechnungsfehler im Vergleich der Pflegezeit ausschließen, wenn es auch noch nicht das Problem der Pflegequalität in der Pflegezeitabweichung durch die individuelle Patientensituation löst.

Das Verfahren hätte ebenfalls bedeutet, daß eine Messung zu jeder Zeit und an jedem Ort durchgeführt werden konnte und die Voraussetzungen verhältnismäßig einheitlich gewesen wären. Verhältnismäßig deshalb, weil es immer noch Differenzen in der Qualität geben wird auf Grund der Tatsache, daß sie sich nur sehr schwer erfassen läßt. Mit der Erstellung der Flußdiagramme wollte die BALK Schritt halten mit den Ermittlungen in der Regierung, um zu gegebener Zeit (Anhörung) selbst zu einer Stellungnahme fähig zu sein.

Das Verfahren wurde Ende 1982 eingestellt ohne ein bisher veröffentlichtes Ergebnis.

7. Dienstpläne gestalten

7.1. Arbeitszeiten festlegen

In den Krankenhäusern sind folgende Dienstzeitenregelungen anzutreffen:
— geteilte Dienstzeiten
= Unterbrechung der Arbeitszeit durch eine Pause von mehreren Stunden
— zusammenhängende Dienstzeiten
= Unterbrechung der Arbeitszeit nur durch die gesetzlich geregelten Erholungspausen
gleicher Dienstbeginn für alle MA
versetzte Dienstzeiten, d. h. unterschiedlicher Dienstbeginn einzelner MA
— eine Kombination von zusammenhängenden und geteilten Diensten, vorzugsweise an Wochenenden

7.1.1. Schichtdienst

Der Bundesangestelltentarif (BAT) — die Arbeitsvertragsrichtlinien (AVR) entsprechen inhaltlich — unterscheidet zwischen folgenden drei Begriffen:
— Schichtarbeit
Sie ist definiert als ... „Arbeit nach einem Schichtplan (Dienstplan), der einen regelmäßigen Wechsel der täglichen Arbeitszeit in Zeitabschnitten von längstens einem Monat vorsieht" (BAT § 15, Abs. 8, uA 7). Der regelmäßige Wechsel bezieht sich auf Tagschichten. Nachtschichten können sporadisch vorkommen.
— Wechselschichtarbeit
Diese Arbeit bezieht sich auf den Wechsel von Tages- und Nachtschichten („... bei denen der Angestellte durchschnittlich längstens nach Ablauf eines Monats erneut zur Nachtschicht [Nachtschichtfolge] herangezogen wird") (BAT § 15, Abs. 8, uA 6).
— Nachtarbeit
Dies ist die Zeit zwischen 21 Uhr und 6 Uhr. Im Falle der Wechselschichtarbeit handelt es sich um die dienstplanmäßige bzw. betriebsübliche Arbeitszeit (BAT § 15, Abs. 8, uA 5).

Die Umorganisation der Dienstzeiten von geteilten auf zusammenhängende Dienste (= Schichten) wurde notwendig durch
— die zunehmende Arbeitszeitverkürzung (seit 1974 40-Stunden-Woche). Bei geteilten Dienstzeiten wären die beiden Arbeitsstundenanteile relativ kurz
— den Trend zur eigenen Wohnung. Geteilte Dienste verlangen den doppelten Arbeitsweg von der Wohnung zum Arbeitsplatz
— den zunehmenden Einsatz von verheiratetem Pflegepersonal, das wegen der Familiensituation zusammenhängende Arbeitszeiten benötigt.

Schichtdienst im Sinne der Stationspraxis bedeutet:
— eine Gruppe Mitarbeiter arbeitet vormittags
= Frühdienst/Vormittagsschicht
— eine Gruppe Mitarbeiter arbeitet nachmittags
= Spätdienst/Nachmittagsschicht
— eine Gruppe Mitarbeiter oder eine einzelne Person arbeitet nachts
= Nachtdienst

Ein Dienstzeitenwechsel in den Tagesdiensten geschieht
— wochenweise:
jede Schichtgruppe hat in einer Woche Frühdienst, in der anderen Woche Spätdienst.
Bei der Dienstplanung wird versucht, daß jene Gruppe, die am Wochenende frei hat, mit dem Frühdienst die Arbeit beendet und am Montag mit dem Spätdienst wieder beginnt. Damit wird das freie Wochenende indirekt verlängert.
— tageweise:
„Schaukeldienst" (tägl. Wechsel von Spät- u. Frühdienst). Vorteil dieser Arbeitszeitform ist, daß bei Dienstbeginn morgens auf eigene Arbeitsvorbereitungen im Spätdienst zurückgegriffen werden kann und Informationen bzw. Vorkommnisse des Vortages bekannt sind.
Ein Nachteil dieser Arbeitszeitregelung ist die zu geringe Ruhepause zwischen den beiden Arbeitseinsätzen.

Bedingungen für das Funktionieren des Schichtdienstes

— Berücksichtigung der Qualifikation aller Mitarbeiter und gleichmäßige Aufteilung auf beide Arbeitsgruppen.
— Gleiche Arbeitsverteilung in beiden Schichten. Falls dies nicht möglich ist, muß eine Personalumverteilung vorgenommen werden, z. B. im Frühdienst sind mehr Mitarbeiter einzuplanen als im Spätdienst. Diese Regelung löst die Starrheit von zwei festen Gruppen auf und fördert Kontakte zwischen den Arbeitsschichten.
— Klare Kompetenzverteilungen zwischen den beiden Schichtführern. Sind beide gleich verantwortlich? Wer hat die letzte Verantwortung für die Station?
— Absprache bezüglich der Durchführung von Krankenpflege zur Gewährleistung kontinuierlicher Pflege.

— Aufklärung des Patienten über den Dienst des Personals und die Arbeitsgruppen.
— Korrekte Dienstübergabe.

Vor- und Nachteile des Schichtdienstes

Vorteile für den Patienten

In der Mittagszeit ist das Personal einer ganzen Schicht im Dienst — im Gegensatz zur geteilten Dienstform, in der nur eine Pflegekraft anwesend ist. So werden Patientenrufe schneller beantwortet, längere Aufenthaltszeiten bei einzelnen Patienten sind möglich, es können leichter Kontakte zu den Angehörigen hergestellt werden.

Vorteile für das Personal

Es entstehen keine Zeitverluste durch doppelte Arbeitswege. Zusammenhängende Freizeit ist einfacher disponierbar.

Nachteile für den Patienten

Patienten müssen sich innerhalb eines Tages auf zwei Personengruppen einstellen, eine vielleicht vertraute Schwester kommt erst 16 Stunden später wieder zum Dienst. Durch den Nachtdienst erleben Patienten eine weitere neue Person.

Nachteile für das Personal

Es entwickeln sich vielfach konkurrierende Gruppen mit „Hin- und Herschieben des Schwarzen Peters" von einer Schicht zur anderen. Als Folge entsteht erschwerte Zusammenarbeit mit anderen Bereichen des KH. Es sind sehr unausgewogene Arbeitsbelastungen in einzelnen Schichten anzutreffen.

7.1.2. Arbeitszeiten der Stationsleitung

In der früher praktizierten Dienstform des geteilten Dienstes hatte die Stationsleitung eine längere Mittagspause. Sie war aber vormittags und nachmittags anwesend und besaß eine umfassende Übersicht über die Station. Durch Schichtdienst sind folgende Veränderungen eingetreten:

— die Stellung der Stationsleitung als Verantwortliche für die Station ist nicht mehr eindeutig.
— die Dienstzeiten der Stationsleitung sind zu einem Organisationsproblem geworden, da die Selbstverständlichkeit permanenter Anwesenheit bei einer 40-Stunden-Woche nicht mehr einzulösen ist.

In der Praxis sind folgende Modelle von Dienstzeiten der Stationsleitung vorzufinden:

— Die Stationsleitung beginnt mit dem Frühdienst, arbeitet jedoch 8 Stunden, so daß sie auch noch eine Zeit mit dem Spätdienst zusammen ist. Sie hat an allen Wochenenden frei.

— Die Stationsleitung beginnt ihren Dienst um 8.00 Uhr und arbeitet bis 17.00 Uhr (mit Erholungspausen). Die verwaltungstechnische Arbeit ist bis dahin geleistet und der weitere Ablauf des Spätdienstes organisiert. Sie hat an allen Wochenenden frei.

— Die Stationsleitung arbeitet nur jeweils mit der Frühschicht und arbeitet an einem Wochenende mit.

— Die Stationsleitung schichtet mit einer Gruppe, d. h., sie macht eine Woche — wie diese Gruppe — Frühdienst, eine Woche Spätdienst und arbeitet am Wochenende mit.

— Die Stationsleitung arbeitet noch nach dem Modell des geteilten Dienstes.

Übung:

— Welche Dienstzeiten sind für den Pflegebereich in Ihrem Krankenhaus festgelegt? Diskutieren Sie Vor- und Nachteile dieser Dienstzeiteneinteilung!
Wieviel Vor- u. Nachteile betreffen den Patienten?
Wieviel Vor- u. Nachteile betreffen das Personal?

— In den „Arbeitszeiten für Stationsleitungen" sind fünf Modelle aufgeführt. Diskutieren Sie Vor- und Nachteile dieser Dienstzeiteneinteilungen!
Welche Einteilung würden Sie für sich bevorzugen?
Begründen Sie Ihre Entscheidung!

7.1.3. Arbeitszeiten des Nachtdienstes

Die Dauer des Nachtdienstes beläuft sich in der Praxis auf 9 bis 12 Stunden/Nacht. Nachtdienstpersonal verteidigt auch gegenüber Alternativen einer kürzeren Arbeitszeit diese Regelung, weil sich dadurch die dem Dienst folgende Freizeit verlängert.

Diese lange Arbeitszeit des Nachtdienstes fällt dann besonders ins Gewicht, wenn sie von Dauernachtdienstpersonal geleistet wird und die Vertretung in der Freizeit vom Tagdienstpersonal erfolgen muß. Es fallen dabei sehr viele Mehrarbeitsstunden an und die Rückerstattung der freien Tage kürzt die Besetzung im Tagdienst.

Beispiel:

— 6-Tage-Woche mit einer täglichen Arbeitszeit von 6 Stunden, 40 Minuten
— Der Nachtdienst beträgt 11 Stunden
s. Tabelle 5

Je Nacht werden 4 Stunden, 20 Minuten mehr gearbeitet als die tägliche Arbeitszeit während der Tagesschichten beträgt. Diese Zeit ist in

Tabelle 5

F = Frühdienst
O = Frei
N = Nachtdienst
Ⓝ = Frei aus N-Zeit

F	F	O	O	N	→							Ⓝ	Ⓝ	Ⓝ	Ⓝ	O	O	Ⓝ	S	S	usw.									
				4²⁰	4²⁰	4²⁰	4²⁰	4²⁰	4²⁰	4²⁰	4²⁰	6⁴⁰	6⁴⁰	6⁴⁰	6⁴⁰			6⁴⁰										+1²⁰		

Tabelle 6

F	F	O	O	N	→							Ⓝ	Ⓝ	Ⓝ	F	O	O	F	F	usw.										
				3²⁰	3²⁰	3²⁰	3²⁰	3²⁰	3²⁰	3²⁰	3²⁰	6⁴⁰	6⁴⁰	6⁴⁰															−1²⁰	

Form freier Tage rückzuvergüten. Durch die Mehrarbeit, die nachts anfällt, entstehen 5 zusätzliche freie Tage; 1 Stunde und 20 Minuten bleiben noch zu vergüten. Diese Zeit verringert sich, wenn der einzelne Nachtdienst kürzer ist:

Beispiel:
— Der Nachtdienst beträgt 9 Stunden (Tab. 6).
— Während des Nachtdienstes fallen 18 Std., 40 Min. Mehrarbeit an.
— Die 3 freien Tage aus der N-Zeit ergeben 20 Std.
— Die Differenz zwischen 18 Std., 40 Min. Mehrarbeit und 20 Std. Rückvergütung ergibt 1 Std., 20 Min. Minus, die nachzuarbeiten sind.

Durch den Dauernachtdienst, der zu einem großen Teil von Teilzeitbeschäftigten durchgeführt wird, müssen sich die Kranken zusätzlich auf viele Pflegende einstellen. Neben den festangestellten Mitarbeitern gibt es Aushilfskräfte, die dieses Problem verstärken. Die Patienten sind „gespannt", wer denn heute wieder zum Nachtdienst kommt. Spannung ist nicht identisch mit „freudiger Erwartung". Nachtdienstpersonal begründet seinen Wunsch des Dienstbeginns gegen 20.00 Uhr damit, daß es die Patienten noch wach erleben möchte, um eine Beziehung zu ihnen herstellen zu können. Dies ist grundsätzlich wichtig.

Beobachtungen in der Praxis zeigen jedoch, daß dieser Begrüßungs- und Beobachtungsgang durch Klingelrufe der Patienten oder andere Störfaktoren unterbrochen wird. Später reicht dann oft die Zeit für Kontakte nicht mehr aus weil die Patienten bereits schlafen.

Konsequenz aus dieser Erfahrung wäre eine längere Überlappungszeit mit dem Tagdienst, der die Störungen während des Rundganges des Nachtdienstpersonals durch die Krankenzimmer auffängt.

Eine Untersuchung (10) unterstützt diese Forderung. Es wurde nachgewiesen, daß mit zunehmender Zeit, die eine Pflegekraft auf diese Rundgänge verwandte, die Klingelhäufigkeit in der Nacht abnahm. Sie nahm ebenfalls in dem Maße ab, in dem die Nachtschwester den Patienten bekannt wurde.

Es sollte deshalb stärker als bisher überlegt werden, ob und wie solche Erkenntnisse in Dienstplanungen einzubeziehen sind.

> **Übung:**
> Verändern Sie die Dienstzeiten Ihres jetzigen Dienstplanes so, daß Sie 60 Min. Überschneidung von Tag- und Nachtdienst gewährleisten!
>
> Welche dienstplanmäßigen Konsequenzen hat diese Veränderung?
>
> Diese Übung ist nur dann sinnvoll, wenn der Nachtdienst derzeit bis 21.00 Uhr seine Arbeit beginnt.

7.2. Dienste planen

Der Dienstplan ist ein Organisationsinstrument, das den Personaleinsatz und die anfallende Arbeit vorausschauend aufeinander abstimmt. Dieser Plan muß gewährleisten, daß

1. die Patienten tags und nachts angemessen pflegerisch versorgt werden sowohl wochentags als auch an den Wochenenden
2. das Personal im Rahmen der gesetzlich festgelegten Arbeitszeit eingesetzt wird
3. die vorhandene Arbeit ohne Überbelastung/Unterbelastung des Personals bewältigt wird

Einflußnehmende Faktoren auf die Dienstplangestaltung sind z. B. die Lage eines Krankenhauses, die Verfügbarkeit öffentlicher Verkehrsmittel, die Größe des Einzugsgebietes der Mitarbeiter.

Die Dienstplanung scheint dann gelungen, wenn
— eine kontinuierliche, qualifizierte Patientenbetreuung gewährleistet ist
— die Mitarbeiter weitgehend die praktizierte Dienstform anerkennen
— rechnerisch — unter Zugrundelegung vereinbarter Aspekte wie z. B. begründete Überlappungszeiten — bei gleichem Personalstand keine günstigeren Personalbesetzungen zu ermitteln sind

Probleme bei der Dienstplanerstellung: Unregelmäßigkeit der Dienste

Der Dienstplan bestimmt wesentlich die Zeit für das Privatleben der im Pflegebereich Tätigen. So ist die hohe Emotionalität, die dieses Thema begleitet, zu verstehen. Viele Dienstpläne weisen erhebliche Unregelmäßigkeiten im Arbeits- und Freizeitrhythmus auf, und diese sind nur additiv zu sehen zu Früh-, Spät-, Nacht-, Wochenend-, Feiertags- und geteilten Diensten.

Arbeitsmengen variieren sowohl im Verlauf eines Tages als auch innerhalb einer Woche. In der Regel ist dieser Arbeitsanfall bekannt und planbar. Zusätzlich einzukalkulieren sind aber auch außerplanmäßige Ereignisse, die im Bedarfsfall eine Dienstzeitveränderung von seiten des Arbeitgebers verlangen und zu Spannungen zwischen eigenen Wünschen und fremden Forderungen führen.

Unregelmäßigkeiten in der Dienstfolge treffen nicht nur die Mitarbeiter, sondern auch ihre Familien, Tagesmütter usw. Sie sind jedoch ein Faktum und bleiben im Pflegebereich derzeit wohl eine der wesentlichsten Belastungen der Mitarbeiter. Deshalb ist es notwendig, die Planung der Dienste besonders sorgfältig vorzunehmen, um unregelmäßige Dienstzeiten möglichst zu reduzieren.

Einteilung in Schichtdienste

Die Verkürzung der Arbeitszeit führt zum 3-Schicht-System (s. Kap. 7.1.1.). Bestimmte Schichtdienste sind besonders beliebt, z. B. der Frühdienst. Für die Erstellung des Dienstplanes ist die Ausgewogenheit der Personalbesetzung in den einzelnen Schichten und das Wechseln der Schichtdienste für die Mitarbeiter eine besondere Planungsanforderung. Außerdem müssen in der Dienstplanung Überlappungszeiten der beiden Dienstschichten vorgesehen sein, um eine genaue Informationsweitergabe zu gewährleisten.

Einsatz von teilzeitbeschäftigten Mitarbeitern

Teilzeitbeschäftigte sind solche Mitarbeiter, die nicht die vollen tariflich vorgeschriebenen Wochenarbeitsstunden ableisten, sondern nur einige Stunden arbeiten, z. B. 20 Stunden/Woche. Die Variation von Teilzeitmodellen ist sehr groß.

Diese Form der Beschäftigung hat zum Teil heftige Diskussionen ausgelöst, da bei ihrer Übernahme erhebliche Zugeständnisse an die Arbeitszeitwünsche dieser Mitarbeiter gemacht wurden.

Teilzeitbeschäftigte sind ausgezeichnet in die Dienstplanung zu integrieren, wenn die Einsatzplanung den Erfordernissen eines Krankenhauses entspricht. Der Kostenmehraufwand für die Verwaltung bleibt im Rahmen, da — gemessen an der Gesamtzahl des Pflegepersonals — die Teilzeitbeschäftigten nur etwa 10 bis 15 % betragen.

Diese Modelle lassen sich — mit individuellen Veränderungen — in vielen Situationen anwenden.

Für den Einsatz von Teilzeitbeschäftigten ist es wichtig, arbeitsintensive, personalschwache Zeiten sowie Überbrückungszeiten zu wählen.

7.3. Funktionen, Form und Inhalt des Dienstplanes

Ein Dienstplan ist gesetzlich nicht zwingend vorgeschrieben. Tatsächlich gibt es Krankenhäuser, in denen dieser auch nicht angefertigt wird. Es empfiehlt sich jedoch, solche Pläne zu schreiben, da sie ein wichtiges Organisationsinstrument sind für

— Informationen
Wer *hat* wann Dienst?
Das möchten und müssen die Mitarbeiter der Station wissen; eine Pflegedienstleitung möchte wissen, wann wer für sie ansprechbar ist.

— Nachprüfbarkeit
Wer *hatte* wann Dienst?
Unter welchen personellen Bedingungen arbeitete bzw. lernte eine Schülerin.
Unter welchen personellen Umständen ist was auf der Station geschehen.

— Beweisführung
Das Personal ist nur so und nicht anders einsetzbar bzw. Andersplanungen erzielen keinen höheren Effekt.

— Führungsaufgaben
Menschen lassen nicht gerne über sich verfügen. Es ist daher zu überlegen, ob nicht alle mehr oder weniger an der Dienstplangestaltung aktiv beteiligt werden können.

Rahmenbedingungen müssen bekannt sein (wieviel MA welcher Qualifikation an welchen Tagen und in welchen Schichten . . .). Unter Wahrung der Rahmenbedingungen lassen sich MA-Wünsche berücksichtigen. Kollegen können sie selber mit Bleistift ins Formular eintragen.

Die übrige Planung wird abwechselnd allen Krankenschwestern übertragen.

Mögliche Einsatzmodelle für Teilzeitbeschäftigte bei 50 % Beschäftigung (D = Dienst)

Tabelle 7 a

Modell 1		Mo	Di	Mi	Do	Fr	Sa	So	Mo	Di	Mi	Do	Fr	Sa	So	Mo	Di	Mi	Do	Fr	Sa	So
		1	2	3	4	5	6	7	8	9	10	11	12	13	14	15	16	17	18	19	20	21
	Soll	D	D	D	D	D	O	→							D	D	D	D	D			
	Ist																					
	Veränd.																					

Tägl. AZ = 8 Std., jede 2. Woche 5 Tage D, einschl. Wochenende

Tabelle 7 b

Modell 2	Soll	4	4	4	4	O	→		4	4	4	4	4	4	4	4						
	Ist																						
	Veränd.																						

Tägl. Einsatz von 4 Std. einschl. WE; Einsatz in arbeitsintensiver oder Überbrückungszeiten.

Tabelle 7 c

Modell 3	Soll	O	→	D	D	D	D	O	→									→	D	D	D	D
	Ist																						
	Veränd.																						

Wie in Modell 1, jedoch konzentriert auf jedes 2. WE. Die Dienstübergabe erfolgt hier durch Zusammenarbeit mit den anderen Mitarbeitern vor und nach deren Frei.

Der erstellte Dienstplan wird kontrolliert. Diese Maßnahme ist in beide Hierarchierichtungen denkbar, d. h., die Stationsleitung sieht die Planungen auf Richtigkeit, Vollständigkeit und die Einhaltung des Rahmens durch und läßt umgekehrt ihre Planungen vom Team prüfen.

Es gibt gelegentlich im Team Uneinigkeit darüber, wer in Sondersituationen am häufigsten einspringt. Der Dienstplan schafft Klarheit.

Inhalte des Dienstplanes

— Vor- und Nachname jedes Mitarbeiters (Vornamen wiederholen sich)
— Qualifikationen jedes einzelnen Mitarbeiters
— Anwesenheit durch Dienstform oder Uhrzeit
— Abwesenheit durch Begründungsmerkmal
— Aushilfen — auch stundenweise — mit bisher erwähnten Merkmalen
— Unterrichtstage bzw. -stunden
— Soll-Planung, Ist-Besetzung und Veränderungen der Soll-Planung
— Plus- und Minusstunden
— Legende zu den angewandten Symbolen
— Monat, Abteilung/Station, Planungszeitraum
— Unterschrift

Form des Dienstplanes

— Das Formblatt muß übersichtlich sein. Seine Größe ist abhängig von der Anzahl der MA der Station.
— Das Blatt sollte einen Planungszeitraum von 4 Wochen bzw. einem Monat umfassen.
— Die Einrichtung von 3 Spalten je Mitarbeiter, kombiniert mit einem Durchschreibeverfahren, kann das noch häufig übliche Abschreiben der Pläne ersparen. In der Anwendung kann das dann so aussehen:

Die Soll-Planung wird durchgeführt und kann von der Pflegedienstleitung kontrolliert werden (1. Spalte).

Die Ist-Besetzung wird auf dem Plan korrigiert (2. Spalte), Plus- und Minusstunden werden eingetragen (3. Spalte). Nach Ablauf des Planungszeitraumes erhalten Pflegedienstleitung und Verwaltung eine Durchschrift des Planes. Das Original verbleibt auf der entsprechenden Station.

Beispiel für die Handhabung der drei Spalten:

F = Frühdienst   O = Frei
S = Spätdienst   K = Krank

Tabelle 8

Namen \ Datum	Mo 1.	Di 2.	Mi 3.	Do 4.	Fr 5.	Sa 6.	So 7.	Mo 8.	Di 9.	Mi 10.	Do 11.	Fr 12.	Sa 13.
Krankenschwester Marianne Früh	F	F	F̶	F	F	O̶	O	S	S	S	S	S	S
		S		F									
				+3	+7								
Krankenpfleger Jens Ohmen	S	S	S̶	S	S	S	S	F	F	F	F	F	O
		K											

Die Anwendbarkeit dieses Formulars wird davon abhängen, wie häufig umdisponiert wird. Gegebenenfalls ist nach Ursache sehr häufiger Umplanungen zu suchen.

— Interessant sind farbliche Effekte zur leichteren optischen Aufnahme der Dienstplaninhalte:

  das Abwechseln von hellen und dunklen Spalten je Person, die Anwendung zweier Farben für die Dienstplansymbole, eine Farbe für alle Anwesenheiten, die andere für alle Abwesenheiten.

— Die angewandten Symbole sollten logisch sein. Vielfach anzutreffen sind Kreuze, Haken und Zahlen in verschiedenen Farben oder Ecken eines Feldes, die Unterschiedliches bedeuten (s. nachfolgende Negativbeispiele).

Tabelle 9: Negativbeispiel 1 (unübersichtliche Eintragung)

	Do 15	Fr 16	Sa 17	So 18	Mo 19	Di 20	Mi 21	Do 22	Fr 23	Sa 24	So 25	Mo 26	Di 27	Mi 28	Do
Hannah S.	╱	╱╲	╱╲	╱╲	╱	╱╲	╱	╱╲	╱	O	O	╲	O	╲	
Berthold K.	╱	╲	╱╲	╱╲	╱	╲	O	╲	O	O	O	╲	╱	╲	
Luise G.	U	U	U	U	U	U	U	U	U	U	U	U	U	╲	
Friedel A.	Kr	╱	–	╱	St	╱	╲	╱	O	O	╲	St	╲		
Ruthild F.	╱	╲	╱╲	╱╲	St	╲	╱	O	╱	O	O	St	╱	╲	
Klaus B.	╱	╲	╱╲	╱╲	Seminar					O	O	╲	╱	╱	
Ortfried W.	╱	╲	╱╲	╱╲	╱	St	O	╲	╱	O	O	╲	St	O	
Gerhild N.	╱	╲	╱╲	╱╲	St	O	╱	╲	╱	O	O	St	╱	╲	

Frühschicht ╱   Studientag St
Spätschicht ╲   Krank Kr
get. Dienst ╱╲   Urlaub U
Frei O   NW N

Tabelle 10

Städt. Kliniken

Abteilung
Zeitraum

F von .... — .... Uhr
S von .... — .... Uhr
N von .... — .... Uhr

KS	Krankenschwester	F	Frühdienst	Ⓞ	Frei
KP	Krankenpfleger	S	Spätdienst	Ⓝ	Frei aus N-Zeit
KPH	Krankenpflegehelfer(in)	SS	Versetzter S	Ⓕ	Feiertagsfrei
PH	Pflegehelfer(in)	G	Geteilter	Ⓤ	Überstundenfrei
LS	Lernschwester		Dienst	U	Urlaub
Lpfl.	Lernpfleger	N	Nachtdienst	SU	Sonderurlaub
ZDL	Zivildienstleistender	St	Studientag	DB	Dienstbefreiung
				K	Krankheit, Kur
				MS	Mutterschutz

Namen / Ber. Bezeichnung	Übertrag	Di 1	Mi 2	Do 3	Fr 4	Sa 5	So 6	Mo 7	Di 8	Mi 9	Do 10	Fr 11	Sa 12	So 13	Mo 14	Di 15	Mi 16	Do 17	Fr 18	Sa 19	So 20	Mo 21	Di 22	Mi 23	Do 24	Fr 25	Sa 26	So 27	Mo 28	Di 29	Do 30	+/− Std.
KS Hilde Wemmer																																
KS Inge Grün																																
KS Jens Holm																																
KS Dörte Becker																																
KS Uwe Jensen																																
KS Heide Werter																																
KPH Elke Wagen																																
Lpfl. Rolf Sauer																																
LS Karola Ufer																																
ZDL Max Hofer																																
Schichtbesetzungen																																

Tabelle 11: Negativbeispiel 2 (unübersichtliche Eintragung)

	So	Mo	Di	Mi	Do	Fr	Sa	So	Mo	Di	Mi	Do	Fr	Sa	So	Mo	Di	Mi	Do	Fr	Sa	So	Mo	Di	Mi	Do	Fr	Sa	So	Mo	Di	Mi
	1	2	3	4	5	6	7	8	9	10	11	12	13	14	15	16	17	18	19	20	21	22	23	24	25	26	27	28	29	30	31	
Rosemarie L.	F	F	1	2	1	F	D	D	1	1	2	1	F	F	2	1	2	1	2	F	F	1	2	1	2	2	D	D	2	1		
Kurt B.	F	N	N	N	N	N	N	F	F	F	F	F	F	F	2	1	1	F	F	D	D	1	2	1	1	1	F	F	F	1		
Inke F.	F	2	1	2	1	2	D	D	1	2	1	2	F	F	F	2	1	2	1	2	F	F	F	2	1	2	F	F	F	N	N	
Ruth B.	F	2	2	2	1	F	D	D	N	N	N	N	N	N	F	F	F	F	F	F	Urlaub					Url.						
Katja D.	Krank				Krank			2	1	2	1	F	F	N	N	N	N	N	N	N	F	F	F	F	F	F	F	2	1			
Peter J.	F	2	1	F	1	F	F	F	N	N	N	N	N	N	F	F	F	F	F	N	N	N	N	N	N	N	F	F	F	F		
Monika W.	N	F	F	F	F	F	F	F	2	1	1	F	F	F	F	Urlaub						D	D	1	2	1	2	1	F	F	2	1
Gisela B.	D	1	1	2	1	2	F	F	F	F	F	F	F	F	N	N	N	N	N	N	N	F	F	F	F	F	F	2	1			
Irene L.	N	F	F	F	F	F	F	F	1	2	1	2	1	F	F	2	1	F	1	2	D	1	2	F	F	1	F	F	N	N		
Werner P.	F	2	1	2	1	2	D	F	1	2	1	2	1	F	F	2	1	2	1	2	D	D	N	N	N	N	N	N	N	F	F	
Ute A.	F	N	F	N	N	N	N	N	F	F	F	F	F	F	F	2	1	2	1	2	D	D	2	2	1	2	1	F	F	F	F	
Wolfgang S.	N	F	1	F	F	F	F	F	2	1	2	1	2	F	1	2	F	2	1	2	F	F	2	1	2	1	2	2	F	F	N	N
Regina K.	F	N	N	N	N	N	N	N	F	F	F	F	F	F	F	1	2	1	2	D	D	F	1	2	1	2	1	F	2	1		

Dienst 1 von .... bis ..... tägl. Arb.-Zeit: ..... Std.
Dienst 2 von .... bis ..... tägl. Arb.-Zeit: ..... Std.
Dienst 3 von .... bis ..... tägl. Arb.-Zeit: ..... Std.
Dienst 4 von .... bis ..... tägl. Arb.-Zeit: ..... Std.

F = Frei
Kr = Krankheit
Kt = Kurstag
N = Nachtdienst
Nf = Nachtdienstfrei
U = Urlaub

7.4. Das Erstellen des Dienstplanes

Bei der Dienstplanung handelt es sich um den Vorgang der Dienstplanerstellung. In folgenden Situationen drängen sich grundlegende Fragen auf:

— Arbeitsplatzwechsel
— tarifliche Zeitveränderungen
— Schwierigkeiten im Arbeitsablauf
— die Personalbesetzung löst neues Nachdenken darüber aus, ob es günstigere Dienstformen gibt
— Strukturveränderungen einer Station oder der Arbeitsabläufe erfordern eine den Veränderungen angemessene Dienstplanung.

Entsprechende Fragen lauten:
— Um welchen Arbeitsumfang handelt es sich?
— Wie hoch ist die Arbeitszeit je Woche?
— Auf wieviel durchschnittlich zu arbeitende Tage soll die Arbeitszeit verteilt werden?
— Wieviel Arbeitsstunden pro Tag ergeben sich daraus?
— Welches Personal steht zur Verfügung?

Danach folgt das Abwägen des bestmöglichen Personaleinsatzes durch die Dienstplanung auf der einen und des möglichen Entgegenkommens den Mitarbeitern gegenüber auf der anderen Seite. Die Diskussionen gehen — wie aus den vorherigen Ausführungen zu schließen ist — um
— Schichtdienst
— Tage-Woche und Schichtlängen
— Gleiche und/oder versetzte Dienstanfangszeiten
— Integrationsmöglichkeiten von Teilzeitbeschäftigten.

Ermittlung der täglichen Arbeitszeit

Die durchschnittlich zu arbeitenden Tage je Woche haben Einfluß auf die Dichte der Schichtbesetzungen. Hier reiben sich sehr stark Personalbedürfnisse und Wirtschaftlichkeit. Der Wunsch nach der 5-Tage-Woche ist sehr groß, allerdings auch das Verlangen nach einer Arbeitszeit, die nicht zu lange in den Abend hineingeht. Hier ist es wünschenswert, eine Lösung zu finden, auf die sich beide Vertragspartner einlassen können. Die Zahl der Tage pro Woche, die gearbeitet werden soll, gibt den Ausschlag für die tägliche Arbeitsstundenzahl.

Bei der 5-Tage-Woche sind

$$\frac{40 \text{ (tarifl. Wochenarbeitszeit)}}{5 \text{ (Tage je Woche, die gearbeitet werden müssen)}} = 8 \text{ Arbeitsstunden täglich zu erbringen}$$

Bei der 5,5-Tage-Woche sind

$$\frac{40}{5,5} = 7 \text{ Stunden, } 16,3636 \text{ Minuten tägliche Arbeitszeit zu erbringen}$$

Bei der 6-Tage-Woche sind

$$\frac{40}{6} = 6 \text{ Stunden, } 40 \text{ Minuten tägliche Arbeitszeit zu erbringen}$$

Tabelle 12

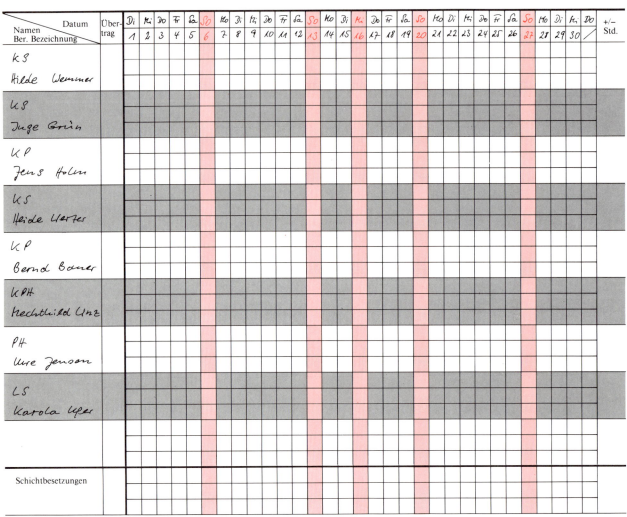

Die errechneten Arbeitsstunden sind *Arbeitszeit ohne Pausen*, d. h., die Pausenzeit ist der Arbeitszeit hinzuzurechnen. Damit erhöht sich die *Anwesenheitszeit* an der Arbeitsstelle. Die Frage des sehr unglücklichen Ergebnisses der 5,5-Tage-Woche haben Krankenhäuser durch unterschiedlich lange Schichtzeiten an Werktagen und Wochenenden gelöst (s. hierzu Dienstplan S. 61–63).

Es muß überlegt werden, in welcher Zeit die Schichtverlängerung ansetzt. Verlängerungen ohne die Vorstellung, was in der vorgesehenen Zeit zu tun ist, sind uneffektiv.

Übung:
Erbringen Sie den Nachweis, daß Ihre offizielle Dienstzeit tatsächlich wöchentlich durchschnittlich 40 Stunden beträgt!

Erforderliche Informationen zur Erstellung eines Dienstplanes

Wenn ausgesagt wird, daß es Aufgabe des Dienstplanes sei, anfallende Arbeit und Personaleinsatz aufeinander abzustimmen, müssen für die Feinplanung vorab Detailinformationen herangezogen werden.

— Arbeitsanfall
   Zu welcher Zeit fallen welche Arbeiten an? Hierbei geht es um Arbeitsmenge und Arbeitsqualität. Viele Tätigkeiten fallen täglich, manche an bestimmten Wochentagen an.

Beispiele:

Täglich: — durchschnittlich 8 Patienten Ganzkörperwäsche
            — 2 Stunden Visite

Tabelle 13

Städt. Kliniken

Abteilung
Zeitraum

KS	Krankenschwester	
KP	Krankenpfleger	
KPH	Krankenpflegehelfer(in)	
PH	Pflegehelfer(in)	
LS	Lernschwester	
Lpfl.	Lernpfleger	
ZDL	Zivildienstleistender	

F	Frühdienst
S	Spätdienst
SS	Versetzter S
G	Geteilter Dienst
N	Nachtdienst
St	Studientag

O	Frei
N	Frei aus N-Zeit
F	Feiertagsfrei
C	Überstundenfrei
U	Urlaub
SU	Sonderurlaub
DB	Dienstbefreiung
K	Krankheit, Kur
MS	Mutterschutz

F von .... — .... Uhr
S von .... — .... Uhr
N von .... — .... Uhr

Bestimmte Tage:
— Patientenaufnahme Mo, Di, jed. 2. Wochenende
— Operationstage Mo, Di, Do
— Best. Untersuchungen mittwochs

Diese Informationen vermitteln einen Situationsüberblick und pointieren besondere Anlässe, die angemessener Personalplanung bedürfen.

— **Vorhandenes Personal**
Es interessieren ebenso die absolute Zahl der Mitarbeiter wie ihre berufliche Qualifikation. Es kann und sollte auch nicht vorausgesetzt werden, daß jeder das gleiche kann und tut.

— **Unveränderbare Tatsachen und Mitarbeiterwünsche**
Es gibt nicht verschiebbare Tatsachen, mit denen ein Planer leben muß. Dazu gehören z. B. Studientage, geplante Urlaube, über längere Zeiten bekannte Krankheiten, Termine, zu denen Dauernachtwachen abgelöst werden müssen u. ä. Es ist hilfreich, diese Fakten gleich zu Beginn in den Plan einzutragen. Danach läßt sich dann bald sagen, ob Mitarbeiterwünsche berücksichtigt werden können.

Das schrittweise Vorgehen bei der Planung

Übung:

— Das nachfolgend aufgeführte Personal steht zur Planung zur Verfügung.
— Es wird in der 6-Tage-Woche gearbeitet, meist im Schichtdienst.
— KS Hilda Wemmer hat noch Mutterschutz bis zum Monatsende.

Tabelle 14

Städt. Kliniken

Abteilung
Zeitraum

KS	Krankenschwester
KP	Krankenpfleger
KPH	Krankenpflegehelfer(in)
PH	Pflegehelfer(in)
LS	Lernschwester
Lpfl.	Lernpfleger
ZDL	Zivildienstleistender

F	Frühdienst
S	Spätdienst
SS	Versetzter S
G	Geteilter Dienst
N	Nachtdienst
St	Studientag

O	Frei
N	Frei aus N-Zeit
F	Feiertagsfrei
Ü	Überstundenfrei
U	Urlaub
SU	Sonderurlaub
DB	Dienstbefreiung
K	Krankheit, Kur
MS	Mutterschutz

F von .... — .... Uhr
S von .... — .... Uhr
N von .... — .... Uhr

Namen / Ber. Bezeichnung	Übertrag	Di 1	Mi 2	Do 3	Fr 4	Sa 5	So 6	Mo 7	Di 8	Mi 9	Do 10	Fr 11	Sa 12	So 13	Mo 14	Di 15	Mi 16	Do 17	Fr 18	Sa 19	So 20	Mo 21	Di 22	Mi 23	Do 24	Fr 25	Sa 26	So 27	Mo 28	Di 29	Mi 30	+/− Std.
KS Hilde Wemmer	MS	→	→	→	→	→	→	→	→	→	→	→	→	→	→	→	→	→	→	→	→	→	→	→	→	→	→	→	→	→	→	
KS Inge Grün													O	O			N	→	→	→	O											
KP Jens Holm			U	→	→	→	→	→	→	→	→	→								O	O											
KS Heide Werter				O	O							F	S			O	O															
KP Bernd Bauer											O	O											O	O								
KPH Mechthild Unz				O	O											O	O															
PH Ure Jensen									O	O													O	O								
LS Karola Ufer				ST						ST	O	O				ST						ST			O	O						
Schichtbesetzungen																																

- KP Jens Holm hat Urlaub vom 3. bis 11. des Monats.
- KS Heide Werter möchte am 12. Früh- und am 13. Spätdienst machen.
- LS Karola Ufer hat donnerstags Studientag.
- Der Nachtdienst ist vom 16. bis einschließlich 19. durch eine/n KS/KP von der Station zu stellen.

Beginnen Sie mit diesen Kenntnissen die Planung!

Was tun Sie zuerst?

Es ist sinnvoll, zunächst die unumstößlichen Termine einzutragen. Der Wunsch der KS Heide Werter sollte erst mit Bleistift notiert werden, weil die spätere endgültige Planung zeigen wird, ob dem Wunsch entsprochen werden kann. Möglicherweise bedeutet dieses Anliegen einen Tausch, um den jemand gebeten werden muß (s. Tabelle 13).

Was geschieht im 2. Schritt?

Bei der 6-Tage-Woche legen die Kollegen in der Regel Wert darauf, Samstag und Sonntag zusammenhängend freizubekommen. Es sei daher gestattet, in diesem 2. Schritt das berechtigte Verlangen zu sehen und provisorisch – d. h. hier mit Bleistift – diese routinemäßigen freien Wochenenden vorzutragen. Diese Eintragungen dienen gleichzeitig als optische „Stützpunkte" (Tab. 14). Danach beginnt die Eintragung der Dienstformen (Tab. 15).

Nach folgenden Merkmalen läßt sich ein Dienstplan beurteilen:

- Zahlen- und qualifikationsmäßige Verteilung des Personals auf die einzelnen Schichten
- Dienstübernahme und -übergabe geschehen durch exam. Mitarbeiter oder unter Aufsicht (wichtig bei versetzten Diensten)

Tabelle 15

Städt. Kliniken

Abteilung
Zeitraum

F von .... — .... Uhr
S von .... — .... Uhr
N von .... — .... Uhr

KS	Krankenschwester
KP	Krankenpfleger
KPH	Krankenpflegehelfer(in)
PH	Pflegehelfer(in)
LS	Lernschwester
Lpfl.	Lernpfleger
ZDL	Zivildienstleistender

F	Frühdienst
S	Spätdienst
SS	Versetzter S
G	Geteilter Dienst
N	Nachtdienst
St	Studientag

O	Frei
N	Frei aus N-Zeit
F	Feiertagsfrei
Ü	Überstundenfrei
U	Urlaub
SU	Sonderurlaub
DB	Dienstbefreiung
K	Krankheit, Kur
MS	Mutterschutz

— Einhaltung der tariflichen Bestimmungen und der berührenden Gesetze (Mutter- und Jugendschutzgesetze, Verordnung über die Arbeitszeit in Krankenanstalten = Kr. AZO).

Kommentar zu Plan und Planung

Die untere Spalte „Schichtbesetzung"

Die zahlenmäßige Erfassung des Personals dient der Übersicht und Kontrolle. Die obere Zahl gibt die Personen der Frühschicht, die untere die der Spätschicht an. Die Lernschwester wurde aus der Zählung herausgelassen. Die „Halben" in der Addition sind die geteilten Dienste, je halb dem Früh- und Spätdienst zugeordnet.

Die ursprüngliche Planung

Beim Vergleich mit dem vorherigen Planungsstand zeigt sich, daß die Wochenende-Frei-Säulen z. T. verändert werden mußten. Die Verschiebung der freien Samstage auf Montag führt zu einer Entzerrung der sonst durch Freizeit stark belasteten Samstage. Diese Verlegung ermöglicht eine etwa 75%ige Personalbesetzung an Samstagen, 50%ig an Sonntagen und wieder 75%ig an Montagen. Mehr Hin- und Herrücken der freien Tage geht nicht, ohne die zwei Tage auseinanderzunehmen oder weniger als jedes 2. Wochenende freizuhaben. Diese Methode ist dann anwendbar, wenn nicht planmäßig an diesem Montag Mitarbeiter ausfallen oder planmäßig besonders starker Arbeitsanfall vorliegt.

KS Heide Werters Wunsch konnte nachgekommen werden (am 12. = F, am 13. = S). Dafür konnte KP Bernd Bauer kein F vor seinem freien Wochenende haben.

Das Springen
An Wochenenden von S auf F bzw. F auf S ist ein Angebot, dem einen Mitarbeiter einen langen Samstagabend zu ermöglichen, dem anderen einen freien Sonntagnachmittag. Gleichzeitig setzt sich in aller Regel der folgende Wochendienst in der Schichtform des Sonntags fort. Durchgängige Früh- und Spätdienstwochen sind in diesem Dienstplan nicht realisierbar.

Urlaub
Bei KP Jens Holm gehen wir davon aus, daß seine Ansprüche auf freie Tage vor dem Urlaub ausgeglichen waren. Bei der 6-Tage-Woche muß er deshalb am Samstag seinen Dienst aufnehmen.

7.5. Längerfristige Vorausplanungen

Längerfristige Vorausplanungen — d. h. über einen Zeitraum von etwa 3 Monaten — sind bisher wenig üblich. Natürlich kann sich in dieser Zeit viel verändern. Am häufigsten werden Einwände gemacht mit der Begründung von vielen Unberechenbarkeiten, insbesondere Krankheit der Mitarbeiter. Es ist u. E. ein Experiment wert, bei Anwendung des vorgestellten Dienstplanformulars zu testen, ob eine einzelne Pflegekraft so häufig umgeplant wird, daß das Vorausplanen sinnlos wird und die Formulare nicht ausreichen. Trifft dies zu, ist zu fragen, ob Serien von Umplanungen die Norm sind oder ob es sich um Ausnahmen handelt.

Aspekte, die für die Vorausplanung sprechen

— Veränderungswünsche der Mitarbeiter lassen sich gleich auf längere Sicht auf ihre Möglichkeit prüfen.
— Die Mitarbeiter können ihre Freizeit planen. Erfahrungsgemäß wird bei relativ festen und lange im voraus bekannten Zeiten weniger getauscht.
— Die Vorausplanungen zeigen deutlich, ob hohe Überstundenzahlen in absehbarer Zeit rückvergütet werden können. Es ist zu sehen, ob Verweise auf später zu nehmende Freizeiten realistisch sind.
— Die Optik eines geschriebenen Dienstplanes erleichtert Personaldiskussionen und das Erkennen prekärer Besetzungssituationen.
— Urlaubsplanungen sind überschaubar.
— Die Rolle der Lernschwestern und -pfleger wird auf längere Sicht transparenter; es ist sichtbar, in welcher personellen Situation sie ihren praktischen Ausbildungsanteil lernen müssen.
— Die Häufigkeit der Änderungen, sichtbar beim Vergleich der Soll- und Ist-Spalten auf den Dienstplänen, kann die Besetzungssituation des Pflegepersonals verdeutlichen.

Aspekte, die gegen die Vorausplanung sprechen

— Umplanungen bei Veränderungen des Personalstandes.
— Im Falle extremer Veränderungen reichen Formulare nicht aus.

Darstellung von Plänen dreier aufeinanderfolgender Monate

Bei den folgenden drei Plänen handelt es sich um solche für eine reale interne Intensivstation mit 8 Betten und um die reale Personalbesetzung. Nach Aussagen der Mitarbeiter ist die erforderliche Minimalbesetzung: 3 Mitarbeiter je Tag- und 2 Mitarbeiter in der Nachtschicht. Die Personalgruppe beklagt das sehr unregelmäßige Frei wegen nicht ausreichender Besetzung.

Bisher wird auf dieser Station in der 5-Tage-Woche gearbeitet. Die hier erarbeiteten Pläne weisen die 5,5-Tage-Woche aus. Einige der Pro-Thesen zur längerfristigen Vorausplanung können an Hand dieser Beispiele überprüft werden.

Informationen

— Die LS hat Donnerstag *Studiennachmittag;* sie arbeitet daher an diesen Tagen von 6.00 bis 10.00 Uhr.
— Die Dauernachtwache arbeitet 20 Wochenstunden.
— LS und ZDL sollten nicht unter die 3 bzw. 2 Personen je Schicht fallen. In den Schichtadditionen dieser drei Pläne sind sie auch nicht enthalten, bis auf eine Ausnahme: Der ZDL vom 19. bis 23. 5. (sein Nachtdienst entspricht der Realität).

Mit folgenden Dienstzeiten wird gearbeitet

F = 6.00—13.30 Uhr (einschl. ½ Std. Pause)
= 7 Arb.-Std.
S = 13.00—20.30 Uhr (einschl. ½ Std. Pause)
= 7 Arb.-Std.
N = 20.15— 6.15 Uhr (ohne Pausenanrechnung)
= 10 Arb.-Std.
Fr, Sa und So je Tagschicht 8 Stunden, Nachtschicht unverändert.

Fragen an den Plan

— Was kann mit einer 5,5-Tage-Woche erreicht werden?
— Wie läßt sich mit der zustehenden Freizeit umgehen?
— Wie sind die Chancen, aufgeschobene freie Tage zurückzunehmen?

Tabelle 16

Städt. Kliniken

Abteilung
Zeitraum Mai 1982

F von 6:00 – 13:30 Uhr   Fr. – 6:00 – 14:30
S von 13:00 – 20:30 Uhr   So. 12:00 – 20:30
N von 20:15 – 6:15 Uhr

KS	Krankenschwester
KP	Krankenpfleger
KPH	Krankenpflegehelfer(in)
PH	Pflegehelfer(in)
LS	Lernschwester
Lpfl.	Lernpfleger
ZDL	Zivildienstleistender

F	Frühdienst
S	Spätdienst
SS	Versetzter S
G	Geteilter Dienst
N	Nachtdienst
St	Studientag

O	Frei
ON	Frei aus N-Zeit
OF	Feiertagsfrei
OÜ	Überstundenfrei
U	Urlaub
SU	Sonderurlaub
DB	Dienstbefreiung
K	Krankheit, Kur
MS	Mutterschutz

Tabelle 17

Städt. Kliniken

Abteilung
Zeitraum Juni 1982

F von 6:00 – 13:30 Uhr   Fr. – 6:00 – 14:30
S von 13:15 – 20:30 Uhr   So. 12:00 – 20:30
N von 20:15 – 6:15 Uhr

Abk.	Bedeutung	Abk.	Bedeutung	Abk.	Bedeutung
KS	Krankenschwester	F	Frühdienst	O	Frei
KP	Krankenpfleger	S	Spätdienst	N	Frei aus N-Zeit
KPH	Krankenpflegehelfer(in)	SS	Versetzter S	F	Feiertagsfrei
PH	Pflegehelfer(in)	G	Geteilter	Ü	Überstundenfrei
LS	Lernschwester		Dienst	U	Urlaub
Lpfl.	Lernpfleger	N	Nachtdienst	SU	Sonderurlaub
ZDL	Zivildienstleistender	St	Studientag	DB	Dienstbefreiung
				K	Krankheit, Kur
				MS	Mutterschutz

(Dienstplan Juni 1982 – handschriftliche Tabelle mit Schichteinteilungen für mehrere Krankenschwestern (KS), eine Lernschwester (LS) und einen Zivildienstleistenden (ZDL), einschließlich Dauer-Nachtdienst 20 Stdn.)

Tabelle 18

Städt. Kliniken

Abteilung
Zeitraum Juli 1982

F von 6:00 – 13:30 Uhr   Fr. – 6:00 – 14:00
S von 13:00 – 20:30 Uhr   So. 12:00 – 20:30
N von 20:15 – 6:15 Uhr

KS	Krankenschwester	
KP	Krankenpfleger	
KPH	Krankenpflegehelfer(in)	
PH	Pflegehelfer(in)	
LS	Lernschwester	
Lpfl.	Lernpfleger	
ZDL	Zivildienstleistender	

F	Frühdienst
S	Spätdienst
SS	Versetzter S
G	Geteilter
	Dienst
N	Nachtdienst
St	Studientag

O	Frei
N	Frei aus N-Zeit
F	Feiertagsfrei
Ü	Überstundenfrei
U	Urlaub
SU	Sonderurlaub
DB	Dienstbefreiung
K	Krankheit, Kur
MS	Mutterschutz

(Schedule table for July 1982 — staff duty roster, days 1–31, with shift codes F/S/N/O/U/etc. and hour adjustments per employee.)

— Wann ist die Grenze erreicht, freie Tage zugunsten einer bestmöglichen Besetzung zu verschieben?
— Was bedeuten die Verschiebungen für die Freizeit?

Bei der Planung dieser Beispiele geht es nicht darum, ob sie praktikabel sind. Es soll angeschaut werden, ob personelle Umdisponierungen zu tragfähigen oder mindestens verbesserten Schichtbesetzungen führen.

Die Plus-Minus-Stunden am Ende des Monats errechnen sich aus der Aufrechnung aller Plus-Minus-Stunden im Verlauf des Monats. Der Einstieg in den Mai-Dienstplan ist bei der Stundenaufrechnung als Fortsetzung des April-Dienstplanes gewertet. Juni- und Juli-Plan sind ebenfalls Anschlußpläne, deren Plus-Minus-Stunden zum Monatsende aus den fortgesetzten Aufrechnungen stammen.

Auswertung
— Der Forderung einer Personalbesetzung mit drei examinierten Mitarbeitern je Tagschicht kann trotz der 5,5-Tage-Woche in keinem der drei Pläne durchgehend entsprochen werden.
— Bei der Planung war angestrebt, die freien Tage zusammenhängend zu gewähren. Dies konnte überwiegend verwirklicht werden. Diese Zusammenlegung erweist sich nicht als Luxus, da eine Verschiebung der freien Tage keine sinnvollere Besetzung herbeiführt. (Bei dieser Behauptung wird davon ausgegangen, daß an den Werktagen gleiche Routinearbeiten vorkommen.)
— Diese Behauptung beinhaltet den Anspruch, daß jeder 2. Sonntag in jedem Fall frei ist (eine Ausnahme: KS in Spalte 2, Ende Mai).
— Am 6. Mai ist der Frühdienst durch eine Person „überbesetzt". Man mag darüber diskutieren, ob Feiertage vom Juni vorgegeben werden sollen. Eine evtl. in Frage kommende KS ist die in Spalte 10. Sie arbeitet nur 3 Tage in einem 28-Tage-Frei-Urlaub-Gefüge. Die Vorverlegung des Feiertages 10. 6. auf den 6. 5. würde die Frühschicht am 10. 6. retten.
— Der Plan weist deutlich aus, welche Tage mit der vorhandenen Besetzung nicht zu bewältigen sind. Das Aufschieben freier Tage kann nur ungünstigere Folgen haben. 13 Personen stehen auf dem Plan, die in 3 Monaten zusammen 3 Wochen Krankheit aufzeigen. Urlaube überschneiden sich 1mal 1 Woche, ansonsten ist jeweils einer in Urlaub. Die Urlaubszeit dauert noch an. Es ist leicht vorstellbar, wie die Planung auch künftig aussehen wird. Das heißt, die Grenze der Verschiebbarkeit freier Tage ist erreicht.

7.6. Dienstplanmodelle im Vergleich — ihre Auswirkungen auf die Personalbesetzung

Es ist bekannt, daß sich verschiedene Tage-Wochen auf die jeweiligen Schichtbesetzungen zahlenmäßig auswirken. Nicht umsonst halten viele Krankenhäuser an der 6-Tage-Woche fest bzw. führen zu ihr zurück. In dem nachfolgenden Beispiel werden drei Muster miteinander verglichen, und es wird konkret die zahlenmäßige Differenz in den Personalbesetzungen dargelegt. Wie an anderer Stelle erwähnt, ist neben den rein rechnerischen Aspekten eines Dienstplanes die Personalzufriedenheit zu bedenken. Es ist eine faire Lösung anzustreben, die dem Patienten, dem Arbeitnehmer und dem Arbeitgeber zugute kommt, und jeder hat seinen Anteil zur gerechten Lösung beizusteuern; der Arbeitgeber finanziell, der Arbeitnehmer ideell (Freizeitdisposition) und die Patienten bezüglich ihrer Ansprüche.

Die folgenden Modelle basieren auf realem Hintergrund, nämlich dem hierin aufgestellten Pflegeteam und der praktizierten 5-Tage-Woche mit den auf dem entsprechenden Plan angegebenen Arbeitszeiten. Bei der Station handelt es sich um eine urologische Pflegeeinheit mit etwa 35 Betten, davon 5 Betten der Überwachungs- bzw. Intensivpflege. Nach Aussagen der Stationsleitung sei die absolute notwendige Schichtbesetzung 5/4 Personen vor-/und nachmittags an Werktagen und 4/3 Personen an Samstagen und Sonntagen.

Probleme:
— Es fallen monatlich sehr viele Überstunden an.
— Die 5-Tage-Woche besteht, jedoch praktisch nur auf dem Papier. Das überfällige Frei wird sehr unregelmäßig genommen; manche Stunden werden bezahlt, da sie in Form freier Tage nicht aufzuholen sind.
— Das Personal ist verbittert.

Die gegebenen Umstände, die so erlebt werden, machen nachdenklich. Hat so die an sich begehrte 5-Tage-Woche einen Sinn? Wie sieht es unter solchen Bedingungen mit dem Erholungswert aus?

Die drei Dienstpläne sind unter folgender Fragestellung zu betrachten:
— Wie können die Schichtbesetzungen mit dem vorhandenen Personal verbessert werden?
— Was bedeutet das konkret für die Mitarbeiter?

In allen drei Plänen
— ist das gleiche Personalteam geplant
— sind Urlaube und Krankheiten original geblieben
— arbeiten die beiden Krankenschwestern mit 32 bzw. 24 Stunden/Woche 8 Stunden je geplan-

Tabelle 19

5-Tage-Woche und ihre Auswertung *(Originalarbeitszeiten der Station)*

F 6.00—14.30 Uhr = 8 Arbeitsstunden
S 13.00—22.00 Uhr = 8 Arbeitsstunden
N 21.30— 6.00 Uhr = 8,5 Arbeitsstunden
zuzüglich 30 Minuten Pause

Gesamtschichten: 224
Minus 15,5 Plusstunden = etwa 2 Arbeitsschichten à 8 Stunden
= 224 − 2 = 222 Nettogesamtschichten

Städt. Kliniken

Abteilung
Zeitraum

F von .... — .... Uhr
S von .... — .... Uhr
N von .... — .... Uhr

KS	Krankenschwester		F	Frühdienst		O	Frei
KP	Krankenpfleger		S	Spätdienst		N	Frei aus N-Zeit
KPH	Krankenpflegehelfer(in)		SS	Versetzter S		F	Feiertagsfrei
PH	Pflegehelfer(in)		G	Geteilter		Ü	Überstundenfrei
LS	Lernschwester			Dienst		U	Urlaub
Lpfl.	Lernpfleger		N	Nachtdienst		SU	Sonderurlaub
ZDL	Zivildienstleistender		St	Studientag		DB	Dienstbefreiung
						K	Krankheit, Kur
						MS	Mutterschutz

Namen Ber. Bezeichnung	Übertrag	Mo 1	Di 2	Mi 3	Do 4	Fr 5	Sa 6	So 7	Mo 8	Di 9	Mi 10	Do 11	Fr 12	Sa 13	So 14	Mo 15	Di 16	Mi 17	Do 18	Fr 19	Sa 20	So 21	Mo 22	Di 23	Mi 24	Do 25	Fr 26	Sa 27	So 28	Mo 29	Di 30	Mi 31	+/− Std.
KP		F	F	F	F	F	F	F	F	F	F	O	O	O	O	S	S	O	S	S	S	F	S	S	O	F	O	O	O	F	F		−
KP		S	S	S	S	S	S	S	S	O	O	O	O	F	F	F	F	N →				O	F	F	F	F	F	O	O	O	F		+1,5
KP		O	O	F	F	F	O	O	S	S	S	S	S	S	S	F	F	O	O	O	O	F	F	F	F	F	F	F	F	F	F	F	−
KS		S	S	S	O	O	O	F	F	F	F	F	F	F	F	F	O	O	O	O	S	S	S	S	S	S							−
KS		F	F	U	O	O	O	U	F	F	F	F	F	S	S	S	S	O	O	O	O	N →											+5
KS		N →						O	O	F	F	F	O	O	F	F	F	S	S	S	S	S	F	O	O	O	O	S	S	S			+3,5
KS		F	F	O	S	O	O	O	S	S	S	S	S	F	N →			O	O	O	O	S	F	F	F	F	F	S	S	S			+2
KS		U →																					S	S	S	S	S	F	F	F	F			
KP		K →																															
KS 32 Stdn.		S	S	S	O	O	O	O	O	N →			O	O	S	F	F	F	O	O	O	O	O	S	S	S	S	O	O				+2
KS 24 Stdn.		O	O	O	O	S	S	S	N →			O	O	O	O	S	F	F	F	S	S	O	O	O	O	O	O						+1,5
KPH		O	F	F	F	O	O	O	S	S	S	S	S	F	F	F	F	F	O	O	O	O	S	S	S	S	S	F	F	F			
KPH		F	S	S	S	S	F	F	U	U	O	O	O	O	S	S	S	S	F	F	F	F	F	F	O	O	O	O	S	S			
Lpfl. (3. Aj)		S	St	F	F	F	F	F	St	S	St	S	F	O	O	O	St	St	O	S	S	S	St	O	O	O	O	F	St				
224 − 2 = 222	F	4	4	4	4	3	3	3	4	3	4	4	4	3	3	4	4	4	4	4	4	3	4	4	4	4	4	3	4	4	5		
	S	4	4	4	4	3	2	4	4	4	3	3	3	2	4	4	4	4	3	4	2	3	4	4	4	4	3	3	4	4	4		+15,5

ter Tagschicht. Die Nachtarbeitszeiten sind den Dienstplanvorgaben angepaßt.
— wird das Prinzip versucht, die Freizeit zusammenhängend zu erstatten, von den freien Tagen mit Frühdienst aufzuhören und danach mit Spätdienst zu beginnen sowie möglichst wenig zwischen Früh- und Spätschichten zu springen
— wird durch die Entzerrung der freien Tage versucht, die Tage vor Samstag bzw. Sonntag personell zu entlasten, indem auch montags und dienstags frei vorgesehen ist
— wird der freie Sonntag alle 2 Wochen zur Pflicht gemacht
— ist Schichtdienst vorgesehen
— ist der Lernpfleger in der Personalaufrechnung enthalten
— weisen die Zahlen am rechten Rand des Dienstplanes die Mehrarbeitsstunden aus, die in dem jeweiligen Plan — in der Regel durch Nachtdienst — anfallen und bis Monatsende nicht zurückgenommen sind.

Zur Errechnung der Gesamtschichtzahl

— Es erfolgt pro Person die Überprüfung, ob die durchschnittlichen 40 Stunden/Woche eingehalten sind. Änderungen ergeben sich durch Nachtschichten und Freiverschiebungen (bei der 5,5-Tage-Woche sind Freitage, Samstage und Sonntage mit 8 statt 7 Stunden je Dienst ausgewiesen). Die Plus-Minus-Abweichungen in Stunden werden rechts ausgeworfen.
— Alle Früh- und alle Spätschichten werden täglich getrennt unten auf dem Dienstplan addiert.
— Danach werden sämtliche geleisteten Schichten des Monats (außer nachts) addiert (= Gesamtschichtzahl).
— Es werden ferner die Plusstunden addiert, davon alle Minusstunden subtrahiert. Diese Zahl wird durch die tägliche Arbeitsstundenzahl dividiert. Das Ergebnis sind Schichten.
— Die aus den Plus-Minus-Stunden ermittelten Schichten werden von der zuvor errechneten Gesamtschichtzahl abgezogen. Das Ergebnis sind die Nettotagschichten in diesem Monat.

Diese Ergebnisse aller drei Monate sind miteinander vergleichbar.

Auswertung (5-Tage-Woche; S. 65)

Das Ergebnis der Auszählung der Personalstärke in den einzelnen Schichten und der Anspruch von vormittags 5 und nachmittags 4 Personen klaffen erheblich auseinander. Bei den Besetzungen 4/4 ist für eine Schicht eine teilweise Verbesserung zu schaffen durch geteilte Dienste. Ansonsten ist abzusehen, daß dem Bedarf an 9 Mitarbeitern werktäglich mit diesem Plan nicht Rechnung zu tragen ist, da mit Urlaub und Krankheit im eingezeichneten Umfang durchgängig zu rechnen ist.

Positiv: Dienstüberlappungszeiten mittags betragen 60 Minuten, abends 30 Minuten, kein zu langer Nachtdienst (8,5 Stunden).

Negativ: Fehlende Dienstüberlappungszeit am Morgen.

Alternative: Nachtdienst von 21.30 bis 6.30 Uhr = 9 Stunden

Konsequenzen der
Alternative: An 31 Tagen je ½ Stunde mehr Dienst = 15,5 Stunden. Diese Stunden sind Plusstunden und von der Gesamtschichtzahl abzuziehen. Das Gesamtergebnis verschlechtert sich dann auf 220 Schichten.

— Das Frei kann weitgehend zusammenhängend genommen werden.
— Die Schichtwechsel von F → S und umgekehrt halten sich in Grenzen.
— Es helfen keine Personal- und Freiverschiebungen, da durch solche Maßnahmen keine Lücke zu füllen ist, ohne eine bestehende noch zu vertiefen.

Auswertung (S. 67)

Bei der 6-Tage-Woche ergibt sich ein völlig anderes Bild. Der Anspruch einer werktäglichen Besetzung von 9 Personen ist 16mal erfüllt, davon sogar 5mal übererfüllt mit 5/5. Gehen wir davon aus, daß unter Mindestbesetzung diejenige Personalstärke verstanden wird, die immer nur die wichtigsten, nicht aber auch zusätzliche Dinge schafft, so kann es auch wirtschaftlich vertreten werden, an 5 Tagen über die genannte Personalbesetzung zu verfügen.

Positiv: Dienstüberlappungszeiten zu allen Schichtwechseln; kurze Arbeitstage.

Negativ: Um die Tagschichten zu verlängern, ist es bei der Kürze der Tagesarbeitszeit unabdingbar, einen Spätdienst zeitlich zu versetzen. Dieser Mitarbeiter hört die Dienstübergabe nicht aus 1. Hand.

Beachte: Den Einsatz der teilzeitbeschäftigten Mitarbeiter. Die beiden Kollegen arbeiten auch in diesem Plan 8 Stunden je Schicht, dabei bleiben ihre Anfangszeiten unverändert. Immer, wenn einer dieser beiden im Spätdienst arbeitet, erübrigt sich der versetzte Spätdienst. Die 32-Stunden-Kraft arbeitet ⌀ 4 × 8 Stunden je Woche, die 24-Stunden-Kraft ⌀ 3 × 8 Stunden.

Tabelle 20

6-Tage-Woche und ihre Auswertung

F   6.00—13.10 Uhr =   6 Stunden, 40 Minuten Arb.-Zeit)
S 12.40—19.50 Uhr =   6 Stunden, 40 Minuten Arb.-Zeit)
*Ss 14.00—21.10 Uhr =   6 Stunden, 40 Minuten Arb.-Zeit
N 20.30— 6.30 Uhr = 10 Stunden Arbeitszeit ohne Pause

*Ss = zeitlich versetzter Spätdienst zuzügl. 30 Minuten Pause
Die Teilzeitler arbeiten in beiden Tagschichten je 8 Stunden.

Städt. Kliniken

Abteilung
Zeitraum

F von .... — .... Uhr
S von .... — .... Uhr
N von .... — .... Uhr

KS	Krankenschwester	F	Frühdienst	O	Frei
KP	Krankenpfleger	S	Spätdienst	N	Frei aus N-Zeit
KPH	Krankenpflegehelfer(in)	SS	Versetzter S	F	Feiertagsfrei
PH	Pflegehelfer(in)	G	Geteilter	Ü	Überstundenfrei
LS	Lernschwester		Dienst	U	Urlaub
Lpfl.	Lernpfleger	N	Nachtdienst	SU	Sonderurlaub
ZDL	Zivildienstleistender	St	Studientag	DB	Dienstbefreiung
				K	Krankheit, Kur
				MS	Mutterschutz

Alternative: Auf die versetzten Dienste wird verzichtet und die mittägliche Überlappungszeit wird auf 20 Minuten gekürzt. Damit endet der Tagdienst um 20.00 Uhr, die Teilzeitler passen sich den allgemeinen Tageszeiten an.

Konsequenzen der
Alternative:
- Der Nachtdienst beginnt um 19.30 Uhr und endet um 6.30 Uhr; das bedeutet täglich 1 Stunde mehr Arbeitszeit, in diesem Plan = 31 Stunden, die als Plusstunden zu werten und von der Gesamtschichtzahl abzuziehen sind (4,5 Schichten). Das bedeutet praktisch, daß der geringfügige „Personalüberhang" (5/5) sich wieder verzehrt.
- Die Nachtdienstlänge beläuft sich auf etwa 11 Stunden, eine Arbeitsstundenzahl, über die nachgedacht werden muß.

Generell ist es in diesem Plan abgelehnt, die beiden freien Tage zu trennen. Möglicherweise ist auch bei dieser kurzen Arbeitszeit gelegentlich ein geteilter Dienst reizvoll; allerdings muß man hier ernsthaft fragen, ob dies noch in den Bereich der Zumutbarkeit fällt. Unseres Erachtens weisen die Additionen aus, daß Schichtverschiebungen keine Verbesserung mehr bringen, es sei denn unter Verzicht auf Wochenenden oder bei unzumutbarer Trennung der beiden freien Tage.

Auswertung

Die 5,5-Tage-Woche ist als Kompromiß zwischen den 5 und 6 Tagen anzusehen, wie sich auch an der errechneten Gesamtschichtzahl ablesen läßt. 5,5 Tage wöchentlich im Durchschnitt laufen auf einen Rhythmus von 11 Dienst- und 3 freien Tagen in 2 Wochen hinaus. Der Anspruch von 9 Personen werktags ist in diesem Beispiel 12mal erfüllt.

Positiv:
- Während bei der 5-Tage-Woche nur einmal der Tatbestand der 9 Mitarbeiter gegeben ist und bei der 6-Tage-Woche 16mal, ist die Differenz zur 5,5-Tage-Woche mit 10 × 9 und 2 × 10 Mitarbeitern gering. Wird dieses Faktum im Zusammenhang gesehen mit 1 Tag zusätzlich frei in 2 Wochen, so läßt sich behaupten, daß dieser Weg der Planung eine wirkliche Konkurrenz zur 6-Tage-Woche darstellt. Die 3 freien Tage lassen eher zu, diese einmal zu trennen, d. h. einmal einen Tag und einmal 2 Tage zu nehmen.

- Morgens, nachmittags und abends sind Dienstüberlappungszeiten eingeplant.
- An den knapper besetzten Wochenenden arbeitet jeder Mitarbeiter eine Stunde mehr. An diesen Tagen entfällt der versetzte Dienst.

Negativ:
- Auch in diesem Plan wird mit versetzten Diensten gearbeitet.
- Es gibt zwei verschiedene Schichtlängen; das kompliziert ein wenig die Aufrechnung der gearbeiteten Stunden.

Beachte:
Die Teilzeitbeschäftigten arbeiten hier wie im vorhergehenden Plan jeweils 8 Stunden und passen sich im Nachtdienst den offiziellen Vorgaben an.

Alternativen:
Bieten sich an wie in der 6-Tage-Woche mit ähnlichen Konsequenzen.

7.7. Die Verantwortung für die Dienstplanung

In mehreren Stellenbeschreibungen für Pflegedienstleitungen läßt sich nachlesen, daß sie im Rahmen der Leitung des Pflegedienstes verantwortlich sind für die Dienstplangestaltung. Es ist nur natürlich, daß eine Pflegedienstleitung nicht alle Aufgaben, für die sie letztendlich verantwortlich zeichnet, alleine ausführen kann. Deshalb übernehmen die Durchführung der Planung Abteilungs-, Stations- oder Gruppenleitungen. Dabei tragen diese für das, was sie planen, die Verantwortung. Fällt es einer Stationsleitung schwer, den Kollegen gegenüber „nein" zu sagen und erfüllt sie deshalb z. B. so viele Wünsche, daß Schichten ohne examinierte/n Krankenschwestern/Krankenpfleger arbeiten, muß sie für diese Fehlplanung einstehen.

- In Krankenhäusern besteht die Abmachung des Schichtdienstes.
- In Engpässen (z. B. Wochenende, Urlaub ...) muß auch geteilter Dienst geleistet werden.
- Die Zahl der 3jährig examinierten Krankenpflegekräfte reicht selbst bei geteilten Diensten oft nicht für beide Tagesschichten. Krankenpflegehelfer und -schüler sind eine Schicht lang oder stundenweise allein.

Dabei erleben wir nicht selten ein schlechtes Gewissen bei den für die Planung verantwortlichen Mitarbeitern. Sie leisten deshalb sogenannten „Hintergrunddienst", d. h., sie sind zu Hause in Bereitschaft, jedoch inoffiziell und freiwillig. Es gibt auch die Möglichkeit, daß „stationsintern

Tabelle 21

5,5-Tage-Woche und ihre Auswertung

Mo — Do = 7 Arb.-Stunden F 6.00 – 13.30 Uhr ⎫ einschl. 30 Minuten Pause
                          S 13.00 – 20.30 Uhr ⎬ = 7 Arbeitsstdn.
                          Ss 14.00 – 21.30 Uhr ⎭

Fr — So = 8 Arb.-Stunden F 6.00 – 14.30 Uhr ⎫ = 8 Arbeitsstdn.
                          S 12.00 – 20.30 Uhr ⎭
                          N 21.00 – 6.30 Uhr = 9,5 Arbeitsstdn.
                                               (ohne Pausenberücksichtigung)

Städt. Kliniken

Abteilung
Zeitraum

F von .... — .... Uhr
S von .... — .... Uhr
N von .... — .... Uhr

KS	Krankenschwester	F	Frühdienst	O	Frei
KP	Krankenpfleger	S	Spätdienst	N	Frei aus N-Zeit
KPH	Krankenpflegehelfer(in)	SS	Versetzter S	F	Feiertagsfrei
PH	Pflegehelfer(in)	G	Geteilter	Ü	Überstundenfrei
LS	Lernschwester		Dienst	U	Urlaub
Lpfl.	Lernpfleger	N	Nachtdienst	SU	Sonderurlaub
ZDL	Zivildienstleistender	St	Studientag	DB	Dienstbefreiung
				K	Krankheit, Kur
				MS	Mutterschutz

und ganz offiziell" eine Schicht ohne Krankenschwestern/-pfleger funktioniert. Die Krankenpflegehelfer oder ungelernten Mitarbeiter sind schon so lange auf der Station, kennen sich hervorragend aus und so gibt es keine Probleme! So wird zwar argumentiert und dennoch besteht der Eindruck, daß sich so recht wohl niemand dabei fühlt, da Kompetenzen und Verantwortung nicht eindeutig geregelt sind.

So gibt es in manchen Krankenhäusern die Anweisung, daß eine Station nie ohne Krankenschwester/-pfleger sein darf. Daneben besteht die inkonsequente Haltung, daß nachts in sehr vielen Fällen Personal ohne Krankenpflege(hilfe)examen allein auf den Abteilungen ist.

Klagen hierüber helfen niemandem. Was ist in der Alltagspraxis zu tun?

— Eine Krankenhausleitung muß klar Stellung zu der Frage beziehen, ob ein(e) Helfer(in), Krankenpflegerhelfer(in) oder Schüler(in) stundenweise bzw. schichtweise als Hauptverantwortliche(r) auf der Station arbeiten darf, gegebenenfalls unter welchen Bedingungen.

— Anweisungen an die Stationen müssen praktikabel sein. Beispiel: Eine Station hat nur *eine* examinierte Krankenschwester. In diesem Fall kann nicht die Anordnung getroffen werden, daß ständig ein(e) Examinierte(r) auf der Station zu sein hat, es sei denn, es kann mit anderem Personal ausgeholfen werden.

— Eventuell muß eine Krankenhausleitung eine Aussage darüber treffen, welchen Einsatz sie von den Mitarbeitern des Pflegedienstes verlangt. Beispiel: In diesem Haus gibt es generell oder überwiegend jedes 3. Wochenende frei. Wir haben zwar die 5-Tage-Woche, erwarten aber, daß die freien Tage zu 50 oder 25 % ¼jährlich aufgespart werden. Was dann nicht in Freizeit erstattet werden kann, wird ausbezahlt.

— Bei klaren Bedingungen kann eine Pflegedienstleitung eine Dienstplanung signieren und vermeidet so das Versteckspiel der Mitarbeiter, das schlechte Gewissen oder das Gefühl des Alleingelassenseins.

— Eine Pflegedienstleitung kann die Dienstplanunterlagen personalstrategisch einsetzen, d. h. zum Beispiel an Hand von Plänen dem Krankenhausträger die Frage stellen, was er den Angestellten des Pflegebereiches zuzumuten gedenkt.

Bei dieser Aufstellung ist nicht an gelegentliche schlimme Situationen gedacht, sondern an jene „Notsituationen", die mehr oder weniger Dauerzustand sind. Nur bei klarer Standortbestimmung weiß jeder,
— was von ihm erwartet wird
— unter welchen Gesichtspunkten er zu planen hat

— daß er seine Dienstplanprobleme gemeinsam mit der Pflegedienstleitung lösen darf und nicht alleingelassen ist.

Diese klare Position heißt nicht zuletzt gute Zusammenarbeit mit der Verwaltung und dem Krankenhausträger, die ihrerseits die Fragen des Pflegebereiches nach Pflegeanspruch und Pflegequalität zu beantworten hat. Eine maximale Leistung ist ausgeschlossen bei minimaler Investition. Dabei sei hier eindringlich an den Pflegedienst appelliert. Bevor jemand außerhalb der Station in die Dienstplanung einbezogen wird, ist ein sachlich richtiger und unter den gegebenen Bedingungen optimaler Dienstplan vorzulegen.

7.8. Der Springer im stationären Bereich — eine Selbsthilfe

Die Pflegepersonalsituation in bundesdeutschen Krankenhäusern gibt derzeit keinen Anlaß, an Verbesserungen zu denken. Deshalb drängt sich die Frage auf, welcher Selbsthilfemechanismus von Nutzen sein kann. Aus dem Ausland ist der sogenannte „Pool" bekannt. Mitarbeiter verschiedener Qualifikation und aus unterschiedlichen Fachbereichen sind für eine bestimmte Zeit nicht ausschließlich auf einer Station tätig. Bei Bedarf werden sie angefordert, um dort, wo es not tut, auszuhelfen. In dieser Schilderung klingt das Verfahren sehr unkompliziert; wahrscheinlich stellt sich unsere Praxis — mit so gut wie keinem Personalüberschuß — anders dar. Das Modell ließe sich jedoch etwas verändern:

— Täglich oder wöchentlich — je nach Überschaubarkeit — ergeht Meldung an die Pfegedienstleitung, welche Station an diesem Tage/in dieser Woche in Notsituationen einen Mitarbeiter zur Verfügung stellen könnte.

— Im Bedarfsfall wendet sich die Pflegedienstleitung an die entsprechende Station.

— Der Aushelfer berichtet über seinen Einsatz auf einer anderen Station, um mißbräuchliche Anforderungen weitgehend zu unterbinden.

— Bereiche, die sich nicht zur Bereitschaft melden, sondern nur Aushilfen anfordern, können überprüft werden bezüglich des auf ihrer Station herrschenden Verhältnisses Arbeitsanfall : Personalbesetzung.

Dieser Springerdienst ist bei denen, die ihn ausüben, in der Regel nicht sehr beliebt. Die Einsicht für eine solche Einrichtung kann nur dann wachsen, wenn sich möglichst alle beteiligen.

Vorteile sind:

— Zurückgreifen auf vorhandene Kapazitäten innerhalb des Hauses
— Kontakte mit anderen Mitarbeitern
— Kennenlernen anderer Arbeitsweisen
— Flexibilität

Tabelle 22
D = Dienst
O = Frei

	Mo	Di	Mi	Do	Fr	Sa	So	Mo	Di	Mi	Do	Fr	Sa	So	Mo	Di	Mi
	1.	2.	3.	4.	5.	6.	7.	8.	9.	10.	11.	12.	13.	14.	15.	16.	17.
5-Tage-Woche	D	D	D	D	D	O	O	D	D	D	D	D	O	O	D	D	D
6-Tage-Woche	D	D	D	D	D	D	O	D	D	D	D	D	D	O	D	D	D
5,5-Tage-Woche	D	D	D	D	D	D/O	O	D	D	D	D	D	D/O	O	D	D	D

Nachteile sind:
— Eine Station meldet Ruhe, die im nächsten Moment in Überstürzung der Ereignisse umschlagen kann
— Evtl. freie Zeit wird nicht für den Patienten auf der eigenen Station genutzt
— Umgewöhnungen

7.9. Detailfragen zum Dienstplan

Es gibt viele Fragen zum Umgang mit Feiertagen, Urlaub, Krankheit oder Dienstanfängen, wenn der 1. eines Monats in ein Wochenende fällt.

Zunächst sei zur Vergegenwärtigung dargestellt, wie der wöchentliche Rhythmus von Dienst- und Freizeit auf einem Dienstplan aussehen würde, wenn jedes Wochenende regelmäßig frei wäre. Dies ist wichtig, um an nachfolgenden Stellen die Auszählungen und Rechnungen zu verstehen.

Während die Eintragungen bei der 5- und 6-Tage-Woche wohl geläufig sind, dürften die der 5,5-Tage-Woche ungewohnter sein. Was hier aufgezeigt werden soll, ist, wie rechnerisch und tarifrechtlich (BAT und AVR-Bereiche entsprechen sich hier) vorzugehen ist. Abweichungen sind in allen Fällen möglich. Es handelt sich oft um die Großzügigkeit des Arbeitgebers, die er dem Mitarbeiter nicht mitteilt. Aus dieser Unkenntnis der Arbeitnehmer leiten diese dann Rechtsansprüche ab. Unsicherheit ist die Folge und Unverständnis, wenn sich die Situation einmal ändert.

7.9.1. Dienstbeginn eines neuen Mitarbeiters — *der 1. des Monats fällt in das Wochenende*

Zur Darstellung eignet sich der 1. 4. 1983. Dieser Tag ist Karfreitag. Der Arbeitsvertrag beginnt am 1. 4. 1983. Die rechnerisch richtigen Dienstanfänge sehen für die verschiedenen Tage-Wochen folgendermaßen aus:

Tabelle 23

	Fr	Sa	So	Mo	Di	Mi	Do	Fr	Sa	So	Mo	Di	Mi	Do	Fr
	1.	2.	3.	4.	5.	6.	7.	8.	9.	10.	11.	12.	13.	14.	15.
5-Tage-Woche	O	O	O	D											
6-Tage-Woche	O	D	O	D											
5,5-Tage-Woche	O	D/O	O	D											

Wenn der Dienst der Eintragung entsprechend begonnen wird, stehen alle drei Modelle am 5. 4. auf ausgeglichener Freizeit. Es ist unwahrscheinlich, daß ein Arbeitgeber einen neuen Mitarbeiter am Osterwochenende einen oder gar einen halben Tag arbeiten läßt. Man halte jedoch im Gedächtnis, daß derjenige aus der 6-Tage-Woche einen Tag, derjenige aus der 5,5-Tage-Woche einen halben Tag nachzuarbeiten hat. Geschieht dies nicht, darf das wohl als Ostergeschenk verbucht werden.

Nehmen wir dennoch an, alle müssen gleich Ostern mit dem Dienst beginnen. Wie sieht der Plan dann aus?

stört das Gerechtigkeitsempfinden des Pflegepersonals. Wie kommt das?

Die Tarifpartner lassen es zu, daß Wochenfeiertage, die in das routinemäßige oder dienstplanmäßige Frei fallen, nicht zusätzlich erstattet werden.

Am Beispiel von Weihnachten und dem Jahreswechsel 1982/83 sowie Ostern 1983 wird dies im folgenden demonstriert:

In den Dienstplanbeispielen wurden die tariflichen zusätzlichen Freistunden bzw. -schichten, die durch Dienst nach 12.00 h an Vorfesttagen anfallen, außer acht gelassen.

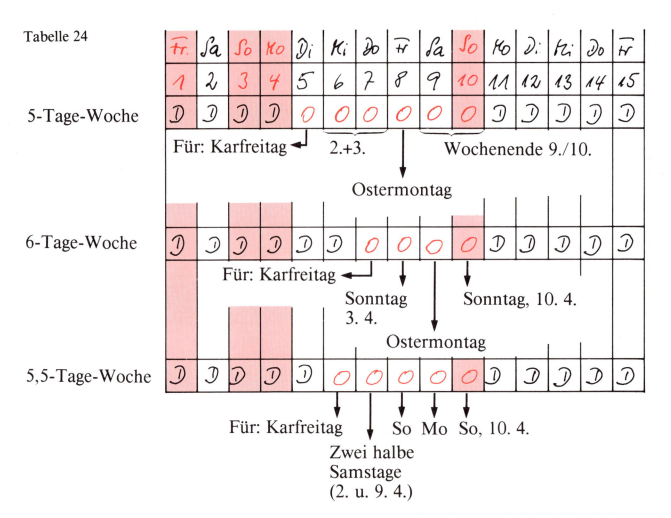

Tabelle 24

Es ist zu beachten, daß die Aufzeichnung nur den Anspruch auf zustehende Freizeit ausweist und nicht etwa eine Aussage darüber trifft, daß diese Tage auch zusammenhängend gewährt werden müssen. Eine andere Aufteilung der freien Tage kann sich ergeben durch die Zuordnung in bestimmte Schichten. Die Freizeitmenge bleibt dadurch unberührt.

7.9.2. Feiertage

Feiertage sind schön — dennoch lösen sie bei der Dienstplanung Fragen, Erstaunen, Unverständnis und Ärger aus. Die Handhabung nämlich

Auch hier blieb das zusätzliche Frei durch Dienst nach 12.00 h an Vorfesttagen unberücksichtigt.

An den Beispielen der 5,5-Tage-Woche, Schicht II, wird sichtbar, daß nicht in jedem Fall alle Mitarbeiter einer Station die gleiche Soll-Arbeitszeit in einem Monat zu erbringen haben.

Was ist routinemäßiges Frei? Wenn nachzuweisen ist, daß mit aller Konsequenz in einem bestimmten Rhythmus das Frei eingehalten wird, läßt sich das als Routine bezeichnen. Wenige Ausnahmen bestätigen hier die Regel. Ist dagegen festzustellen, daß z. B. nur der Sonntag regelmäßig genommen wird, die anderen Tage jedoch

Tabelle 25 Weihnachten und Jahreswechsel 1982/83

Hier absorbieren die 4 freien Tage die anfallenden Feiertage (= je ein Samstag zu Weihnachten und Silvester). Es gibt kein zusätzliches Frei.

Schicht I arbeitet am 1. 1. (Sa) und erhält dafür einen zusätzlichen Tag frei.
Schicht II arbeitet am 25. 12. (Sa) und erhält ebenfalls einen Tag zusätzlich frei.
Jeweils ein Feiertag absorbiert sich in beiden Schichten im Routinefrei.

Schicht I hat Weihnachten routinefrei. Im dienstplanmäßigen Frei 7. bis 9. 1. sind jeweils 1½ Tage der beiden vergangenen Wochen enthalten. Da der 1. 1. ein Feiertag ist, erhält der MA die 2. Hälfte dieses Tages ebenfalls.
Schicht II hat die gleiche Rechnung über Weihnachten (vergl. Tab. 22).

dem Arbeitsaufkommen entsprechend variabel geplant sind, dann kann und wird kein Arbeitgeber verlangen, daß dieser freie Tag in einen Feiertag hineingeplant wird.

Wie ungerecht ist diese Methode nun wirklich? In der Krankenpflege sind wir es seit jeher gewöhnt, für jeden Feiertag (außer solchen, die auf einen Sonntag fallen), Freizeit zurückzuerhalten. Das kann nicht ganz richtig sein, da dies auch in einem 5-Tage-Betrieb nicht so ist.

Das Jahr hat durchschnittlich 12 Feiertage. Davon sind 6 Feiertage beweglich und 6 Feiertage feststehend. Die beweglichen Feiertage fallen unterschiedlich in die „Frei"-Zeit; so auch im 5-Tage-Betrieb. Fällt ein Wochenfeiertag in ein Wochenende, gibt es hierfür keinen weiteren Freizeitausgleich. Manche Betriebe arbeiten von Montag bis Donnerstag 9 Stunden und Freitag 4 Stunden. Ein Feiertag, der auf einen Freitag fällt, hat in dem Fall auch nur die Länge von 4 statt 9 Arbeitsstunden.

Die feststehenden Feiertage sind
   2 Montage (Ostern, Pfingsten)
   1 Mittwoch (Buß- und Bettag)
   2 Donnerstage (Himmelfahrt, Fronleichnam)
   1 Freitag (Karfreitag).

Den 5-Tage-Kollegen treffen Donnerstage und Freitage unter der Voraussetzung, daß diese Tage regelmäßig frei sind. Dies kann gegebenenfalls auch die Montage betreffen. Diese zutreffenden Tage sind durch 2 Schichten zu teilen, da nicht jede Feiertagskonstellation immer die gleiche Schicht trifft. Den 5,5-Tage-Kollegen treffen nur noch die Freitage und evtl. die Montage. Für den 6-Tage-Kollegen kommen fast ausschließlich die Samstage in Betracht.

7.9.3. Die praktische Anwendung des Erholungsurlaubes im Dienstplan

Anders als in vielen Unternehmungen wird in einem Krankenhaus 24 Stunden täglich und an 7 Tagen der Woche gearbeitet. Außerdem gibt es sehr unterschiedliche Arbeitszeiten in den einzelnen Häusern und sogar innerhalb desselben Hauses. Auch die Verteilung von Dienst- und Freizeit innerhalb einer Woche oder eines Monats ist oft derart gestaltet, daß es durchaus zu Verständnisfragen in der Handhabung des Urlaubes kommen kann.

Die Zahl der Tage, die uns jährlich als Urlaub zustehen, also der Urlaubsanspruch, sind im BAT- und AVR-Bereich gleich. Wichtig ist, daß sich die in den entsprechenden Paragraphen ausgewiesenen Zahlen, deren Unterschiede sich aus Alter und Gehaltsstufen ergeben, auf die 5-Tage-Woche beziehen.

Tabelle 26
Ostern 1983

	Mo	Di	Mi	Do	Fr	Sa	So	Mo	Di	Mi	Do	Fr	Sa	So	Mo	Di	Mi	Do	Fr	Sa	So	Mo
5-Tage-Woche	21	22	23	24	25	26	27	28	29	30	31	1	2	3	4	5	6	7	8	9	10	11
Schicht I	D	D	D	O	O	O	O	D	D	D	D	D	D	D	D	O	O	O	O	O	O	D
Schicht II	D	D	D	D	D	D	D	D	D	D	O	O	O	O	D	D	D	D	D	D	D	D

Schicht I: Routinefrei plus 2 gearbeitete Feiertage (Karfreitag/Ostermontag),
Schicht II: Routinefrei plus Ostermontag,
Karfreitag ist im Routinefrei enthalten.

6-Tage-Woche																						
Schicht I	D	D	D	D	D	O	O	D	D	D	D	D	D	D	D	O	O	O	O	O	O	D
Schicht II	D	D	D	D	D	D	D	D	D	D	D	O	O	O	O	D	D	D	D	D	D	D

Schicht I: Routinefrei plus 2 gearbeitete Feiertage (Karfreitag/Ostermontag),
Schicht II: Routinefrei plus 2 Feiertage.

5,5-Tage-Woche																						
Schicht I	D	D	D	D	O	O	O	D	D	D	D	D	D	D	D	O	O	O	O	O	O	D
Schicht II	D	D	D	D	D	D	D	D	D	D	D	O	O	O	O	D	D	D	D	D	D	D

Schicht I: Routinefrei plus 2 gearbeitete Feiertage.
Schicht II: Routinefrei plus 1 Feiertag, (Ostermontag),
Karfreitag ist im Routinefrei enthalten.

Tabelle 27

1. Methode

	1	2	3	4	5	6	7	8	9	10	11	12	13	14	15	16	17	18	19	20
5-Tage-Woche Funktions-Bereich	D	D	D	D	D	O	O	D	D	D	D	O	O	D	D	D	D	D	D	O
	1	2	3	4	5	-	-	6	7	8	9	10	-	-	11	12				
5-Tage-Woche Stations-Bereich	D	D	D	D	D	D	D	D	D	O	O	O	O	D	D	D	D	D	D	D
	1	2	3	4	5	-	-	6	7	8	9	10	-	-	11	12				
4-Tage-Woche z. B. Dauer-ND	D	D	O	D	D	O	O	O	O	O	D	D	D	D	D	D	D	D	O	O
6-Tage-Woche	D	D	D	D	D	D	D	D	D	D	D	D	O	O	D	D	D	D	D	D
5,5-Tage-Woche	D	D	D	O	O	O	O	D	D	D	D	D	D	D	D	D	D	D	O	O
	1	2	3	4	5	-	-	6	7	8	9	10	-	-	11	12				

An den Beispielen von S. 74 (Tab. 27) wird demonstriert, wie ein Urlaub, der vom 1. bis 16. eines Monats geltend gemacht wird, im Dienstplan ausgezählt werden kann.

In allen fünf Beispielen werden die fünf Werktage von Montag bis Freitag als Urlaubstage gezählt. Die beiden Wochenendtage werden dabei ausgespart, unabhängig davon, ob jemand frei hat oder nicht. Das führt zu dem Ergebnis, daß in allen fünf Beispielen jeweils 12 Urlaubstage verbraucht werden. Dennoch hätte in den Fällen 2 bis 5 jeder eine andere Anzahl von Tagen dienstplanmäßig arbeiten müssen, nämlich zwischen 10 und 14 Tagen.

Warum läßt sich diese Methode trotzdem anwenden?
Im Ergebnis ist die Handhabung des Urlaubs so ausgerichtet, daß jeder durchschnittlich wöchentlich 40 Stunden — also der Arbeitszeit entsprechend — Urlaub erhält. Leistet ein Mitarbeiter in 4 Tagen seine 40 Wochenstunden ab (10 Stunden täglich, am geläufigsten bei Dauernachtwachen), wird der 5. Tag, auf den sich bei dieser Methode der Urlaub bezieht, mitgerechnet. Diese Zählung ist zwar nicht problematisch, jedoch ein wenig kompliziert, sobald erhebliche Unregelmäßigkeiten in der Dienstfolge auftreten. Siehe hierzu Beispiel Tabelle 28.

— Es wird Dienst geleistet vom 1. bis einschließlich 16. d. M.
— Vom 17. bis 28. folgen freie Tage.
— Der Mitarbeiter wünscht 4 Tage Urlaub vom 12. bis 15. d. M.
— Hier hinein fällt ein Wochenende, das bei dieser Zählung üblicherweise überschlagen wird.
— Da am Wochenende jedoch Dienst vorgesehen ist, der jetzt in den Urlaub fällt, sind 2 der folgenden freien Tage zu streichen. Für ein in diesem Zusammenhang *nicht* gearbeitetes Wochenende kann es keine freien Tage geben.

Im Tarifrecht (BAT/AVR) heißt die Aussage, welche Tage als Urlaubstage zu bezeichnen sind, etwas anders, nämlich
— Jeder Kalendertag, an dem für einen Mitarbeiter Dienst vorgesehen ist, ist für den Betreffenden ein Arbeitstag.
— Jeder Arbeitstag kann ein Urlaubstag sein.

Anders ausgedrückt:
— Auch Sonntage, an denen Dienst geplant ist, können Urlaubstage sein.
— Werktage, für die „frei" vorgesehen ist, sind keine Urlaubstage.

Diese Aussage macht es notwendig, für eine Dienst-Tage-Woche, die von der 5-Tage-Woche abweicht, den jeweiligen Urlaubsanspruch auszurechnen. Geschähe dies nicht, kämen sehr ungleiche Urlaube zustande. Zum Beispiel erhielte jemand in der 6-Tage-Woche nur 33 Stunden und 20 Minuten Urlaub, jemand der 4-Tage-Woche erhielte dagegen 50 Stunden.

Zur Umrechnung gibt es eine Formel mit folgenden Inhalten:

Urlaubsanspruch:	Die im BAT/in den AVR ausgewiesenen Zahlen, bezogen auf die 5-Tage-Woche.
Anzahl der Tage/Jahr, die jemand mehr/weniger arbeitet als jener der 5-Tage-Woche:	Bei der 6-Tage-Woche werden ein Tag × 52 Wochen mehr/Jahr gearbeitet als in der 5-Tage-Woche. Bei der 4-Tage-Woche entsprechend weniger.
250	Es wird davon ausgegangen, daß jährlich durchschnittlich an 250 Tagen gearbeitet wird.

Die Formel

$$\frac{\text{Urlaubsanspruch} \times \text{Anzahl Tage/Jahr, die jemand mehr oder weniger arbeitet als jener der 5-Tage-Woche}}{250} = \text{Urlaubstage, die dem Urlaubsanspruch zuzuzählen oder von ihm abzuziehen sind}$$

Die Formel in Zahlen bei folgenden Voraussetzungen:

Alter:	35 Jahre
Gehalt:	Kr IV
Urlaubsanspruch:	29 Tage*)
4-Tage-Woche	(s. Beispiel aus Tab. 28)

Tabelle 28

Mo	Di	Mi	Do	Fr	Sa	So	Mo	Di	Mi	Do	Fr	Sa	So	Mo	Di	Mi	Do	Fr	Sa	So	Mo	Di	Mi	Do	Fr	Sa	So	Mo	Di	Mi
1	2	3	4	5	6	7	8	9	10	11	12	13	14	15	16	17	18	19	20	21	22	23	24	25	26	27	28	29	30	31
D	D	D	D	D	D	D	D	D	D	D	D	D	D	D	D	0	0	0	0	0	0	0	0	0	0	0	0	D	D	D
											U	→	→	→		D	D													
											1	–	–	2																

*) BAT-Aktualisierung ab 1. 1. 1986

Tabelle 29 2. Methode

		Mo	Di	Mi	Do	Fr	Sa	So	Mo	Di	Mi	Do	Fr	Sa	So	Mo	Di	Mi	Do	Fr	Sa	So
		1	2	3	4	5	6	7	8	9	10	11	12	13	14	15	16	17	18	19	20	21
6-Tage-Woche		D	D	D	D	D	D	D	D	D	D	D	D	O	O	D	D	D	D	D	D	D
	U→	1	2	3	4	5	6	7	8	9	10	11	12	–	–	13	14	15				
Nachtwache Dauer-N, 4 Tage		N	N	N	N	O	O	O	O	O	O	O	O	O	O	N	N	N	N	O	O	O
	U→	1	2	3	4	–	–	–	–	–	–	–	–	–	–	5	6	7				

$\dfrac{29 \times 52}{250} = 6{,}03$ Tage (Stellen hinter dem Komma bleiben unberücksichtigt)

Neuer Urlaubsanspruch = 29 Tage
− 6 Tage
‾‾‾‾‾‾‾
23 Tage

— Nach dieser Umrechnung werden die für Dienst geplanten Tage vom 1. bis 16. als Urlaubstage gewertet.
— Die anschließende Periode freier Tage bleibt als solche bestehen.
— Nach Ablauf dieser Zeit beginnt die neue Dienstplanung.
— Verbleibender Urlaubsanspruch für das laufende Jahr = 6 Tage.

In Tabelle 29 haben wir die Handhabung des jeweils neu ausgerechneten Urlaubsanspruchs dargestellt. Die 6- und 4-Tage-Woche stehen dort zum Vergleich.

Hier zeigt sich deutlich die Auswirkung der Umrechnung des Urlaubsanspruches auf die tatsächlich zu leistende Arbeitstagewoche. In beiden Fällen handelt es sich um einen gleich langen Urlaubszeitraum, nämlich vom 1. bis 17. d. M.

Der 6-Tage-Wöchler hat in dieser Zeit 15 Tage, der 4-Tage-Wöchler in der gleichen Zeit nur 7 Tage Urlaub. Unter diesem Umstand ist jeder Urlaubstag so viel Stunden lang wie auch der Arbeitstag lang wäre.

Bei der Anwendung dieser 2. Methode gibt es keine Unklarheiten bezüglich

Übung:
— Folgende Tabelle weist sechs mögliche Arbeitszeiten und deren Einteilung aus.
— Für alle gilt der in der letzten Zeile eingetragene Urlaub, also vom 1. bis 24. d. M. einschließlich.
— Es wird davon ausgegangen, daß der in diesen Plan eingezeichnete Dienst eine jeweils regelmäßige Form ist, d. h. der Dienst setzt sich weiterhin in diesem eingetragenen Rhythmus fort.
1. Rechnen Sie jeweils den tarifrechtlichen Urlaubsanspruch von 29 Tagen auf den neuen Anspruch um!
2. Benennen Sie die Anzahl der Urlaubstage, die in jedem der Fälle beansprucht wird!

Tabelle 30

	Mo	Di	Mi	Do	Fr	Sa	So	Mo	Di	Mi	Do	Fr	Sa	So	Mo	Di	Mi	Do	Fr	Sa	So	Mo	Di	Mi	Do	Fr	Sa	So	Mo	Di	Mi
	1	2	3	4	5	6	7	8	9	10	11	12	13	14	15	16	17	18	19	20	21	22	23	24	25	26	27	28	29	30	31
6-Tage-Woche	D	D	D	D	D	D	D	D	D	D	D	D	O	O	D	D	D	D	D	D	O	D	D	D	D	D	D	O	D	D	D
5-Tage-Woche	D	D	D	D	D	O	O	D	D	D	D	D	O	O	D	D	D	D	D	O	O	D	D	D	D	D	O	O	D	D	D
Teilzeitler 8 Std./Tag	D	D	D	O	O	O	O	D	D	D	D	O	O	O	D	D	D	D	O	O	O	D	D	D	D	O	O	O	D	D	D
Dauernachtwache	N	N	N	N	O	O	O	O	O	O	O	O	O	O	N	N	N	N	O	O	O	O	O	O	O	O	O	O	N	N	N
Teilzeitler 4 Std./Tag	4	4	4	4	4	4	4	4	4	4	O	O	O	4	4	4	4	4	4	4	4	4	4	4	O	O	O	4	4	4
5,5-Tage-Woche	D	D	D	D	O	O	D	D	D	D	D	O	D	D	D	D	D	O	O	D	D	D	D	D	O	D	D	D	D	D	D
	U→																														

Tabelle 31

	Mo	Di	Mi	Do	Fr	Sa	So	Mo	Di	Mi	Do	Fr	Sa	So	Mo	Di	Mi	Do	Fr	Sa	So
	1	2	3	4	5	6	7	8	9	10	11	12	13	14	15	16	17	18	19	20	21
6-Tage-Woche	D	D	D	D	D	D	O	D	D	D	D	D	O	O	D	D	D	D	D	D	O
5,5-Tage-Woche	D	D	D	D	D	D	O	D	D	D	D	O	O	O	D	D	D	D	D	D	O
5-Tage-Woche	D	D	D	D	D	O	O	D	D	D	O	O	O	O	D	D	D	D	D	O	O
Teilzeitler 8 Std./Tag	8	8	8	O	O	O	O	8	8	8	O	O	O	O	O	O	O	8	8	8	O
Dauernachtwache	N	N	N	N	O	O	O	O	O	O	O	O	O	O	N	N	N	N	O	O	O
Teilzeitler 4 Std./Tag	4	4	4	4	4	4	O	O	4	4	4	O	O	4	4	4	4	4	4	4
	K →																				

— der Länge der Arbeits-/Urlaubstage
— Aufteilung von Dienst- und Freizeit
— unausgeglichenem monatlichen Arbeitsstundensoll.

7.9.4. Was verändern Fehlzeiten durch Krankheit am Dienstplan?

Dienstplanmäßige Arbeits-/Freizeitfolgen ändern sich nicht durch Fehlzeiten infolge Krankheit.

— In allen Fällen dauert die Krankheit vom 2. bis 11. d. M.
— In allen Fällen setzt sich der Plan am 12. in der aufgeschriebenen Weise fort.

Ausnahmen

— Erkrankt ein Mitarbeiter während seines Urlaubs, und er reicht seinem Arbeitgeber eine Krankmeldung ein, so ist der Urlaub für die Dauer der Krankheit unterbrochen.

8. Mit anderen Betriebsbereichen kooperieren

In der derzeitigen Praxis der Krankenhausorganisation muß sich die Organisation der pflegerischen Dienste auf den Stationen/Pflegegruppen nach dem Arbeitsablauf anderer Betriebseinheiten richten. Der Zielsetzung einer patientenorientierten Betriebsführung (humanes Krankenhaus) entsprechend müßte sich diese Abhängigkeit jedoch umkehren. Pflegeeinheiten sind in ihrer übergreifenden Funktion „Patientenzentralstelle" mit der Aufgabe der Koordination aller Patientendienste und der Achtsamkeit darauf, daß die Kranken möglichst wenig in ihren gewohnten Bedürfnissen eingeschränkt werden.

8.1. Kooperation mit dem ärztlichen Dienst

Die ärztliche Betreuung der Patienten wird auf den Pflegeeinheiten von Stationsärzten und Assistenten wahrgenommen. Ihnen stehen in der baulichen Konzeption Untersuchungs- und Dienstzimmer zur Verfügung. Die Arbeitsorganisation des Stationsarztes beeinflußt maßgebend den Tagesablauf auf der Station:

— Wann beginnt der Arzt seinen Dienst?
— Wann nimmt er Blut ab und erledigt die intravenösen Spritzen/Infusionen?
— Wann und wie oft führt er seine Visite durch? Wie lange dauert Sie?
— In welchen Zeiten steht der Arzt für Nachfragen des Pflegepersonals zur Verfügung?
— Werden Anordnungen im Laufe des Tages oft wieder umgestellt?
— Erfolgen viele Einzelanordnungen außerhalb der Visite?
— Häufen sich Anordnungen/Therapien an bestimmten Tagen ohne besonderen Grund?

8.1.1. Visite

Besondere Bedeutung für die Arbeitsplanung der Station hat die Organisation der Visite. Beginn und Dauer stellen einen zentralen Planungsfaktor dar und beeinflussen die Arbeitsein- und -verteilung. Unregelmäßigkeiten, Unpünktlichkeiten, überdurchschnittliche Dauer sind schwerwiegende Störfaktoren im Betriebsablauf, die zu Leerläufen wie zu Arbeitsanhäufungen im Pflegedienst führen können und ein kontinuierliches Arbeiten schwierig machen. Die Kooperation mit dem ärztlichen Dienst sollte grundsätzlich zu folgenden Absprachen führen:

— Festlegung des Visitenbeginns
— Festlegung einer durchschnittlichen Visitendauer mit einer Zeitvariable von 15 Minuten, die über- oder unterschritten werden kann
— Festlegung von Besprechungsterminen zwischen Arzt und Pflegepersonal, z. B.
  • bei Dienstbeginn des Arztes
  • nach der Visite zur Klärung bestimmter Angelegenheiten
  • nachmittags nach Eingang der Befunde.

Die Tradition, daß nur die Stationsleitung den Arzt bei der Visite begleitet, baut sich ab, allein schon bedingt durch den Personalwechsel im Schichtdienst. Außerdem muß jede Krankenschwester, jeder Krankenpfleger in der Lage sein oder dazu befähigt werden, den Arzt bei seinen Krankenbesuchen zu begleiten, Anordnungen entgegenzunehmen und Auskünfte zu geben.

Als eine Ergänzung und begrenzte Alternative zur praktizierten Visite, d. h. dem persönlichen Besuch des Arztes beim Patienten, hat sich die sogenannte Kurvenvisite erwiesen. Diese findet im Stationszimmer statt mit dem Ziel, vor dem Besuch Informationen über die Patienten zu erhalten sowie Diagnostik- und Therapieanwendungen weitgehend festzulegen und durchzusprechen. Der Vorteil der Kurvenvisite liegt darin, daß sich der Arzt bei seinem Besuch ausschließlich auf den Patienten konzentrieren kann. Auch das Pflegepersonal kann sich dem Patienten besser zuwenden, da es nicht so intensiv Aktenblätter bereitzuhalten und zu schreiben hat.

Spezielle Dokumentationssysteme stellen ein Hilfsmittel zur Visitenorganisation und eine Arbeitserleichterung dar (Dokumentation und „Ausarbeitung" der Anordnungen).

Fragen und Aufgaben:
— Beschreiben Sie die Organisation Ihrer Visite.
— Gibt es Schwachstellen in der Kooperation mit dem ärztlichen Dienst? Falls ja — welche Auswirkungen haben diese für Sie?
— Machen Sie Vorschläge zur Verbesserung der Visitenorganisation! Wie können Sie die Vorschläge durchsetzen?
— Welche Vorteile bringt die Absprache der Visitenorganisation? Stellen Sie die Vorteile so überzeugend dar, daß Sie sie als Argumente benutzen können.

8.1.2. Organisation der Patientenaufnahme und -entlassung

Die Aufnahme der Patienten zur stationären Behandlung geschieht in der Regel
— durch zeitliche Einbestellung oder
— durch Aufnahme von Notfallpatienten.

Der mit einbestellten Patienten und den vorgesehenen Entlassungen verbundene Arbeitsaufwand ist planbar. Es hilft hingegen die beste Planung eines Pflegebereiches wenig, wenn die mittangierten Stellen wie Labor, Ärzte, Ambulanz, evtl. Aufnahmebüro vor sich hinorganisieren statt sich miteinander abzusprechen. Da kommt es dann z. B. zu folgenden Situationen auf den Pflegeeinheiten:

— Übliche Hochbetriebszeit in den frühen Morgenstunden
— 8.00 Uhr Aus- und Abtragen des Frühstückstabletts
— Abrufen der ersten Patienten zum Operationssaal bzw. zu Untersuchungen
— schnell noch Visite
— schmutzige Betten auf dem Flur
— ab 9.00 Uhr Aufnahme der bestellten Patienten, die nun auf dem Flur sitzend auf ein sauberes Bett warten
— das Labor nimmt Untersuchungsmaterial aber nur noch bis 10.00 Uhr an, das von allen neuen Patienten heute noch abgegeben werden muß, da sie morgen operiert werden.

Das muß nicht sein, wenn Patientenaufnahme- und -entlassung bekannt sind.

Die Aufnahme von Notfallpatienten ist nicht vorhersehbar und verlangt Flexibilität im Umdisponieren der Arbeitsverteilung. Eine gut organisierte Station zeichnet sich bei Notfallaufnahmen dadurch aus, daß auch diese ohne Hektik laufen. Dies geschieht durch eine Arbeitseinteilung, die für unvorhersehbare Ereignisse disponible Zeit offenläßt bzw. durch eine Aufgabenverteilung, die einen Mitarbeiter sofort von seiner Arbeit abrufbar sein läßt. Häufig vorkommende Ad-hoc-Entlassungen von Patienten sind ein Zeichen schlechter Belegungsplanung. Die Qualität ärztlich-pflegerischer Dienste eines Krankenhauses läßt sich auch daran messen, wie gut ein Patient pflegerischer- und ärztlicherseits auf seine Entlassung vorbereitet wurde.

Fragen und Aufgaben:
Wie wird Ihr Arbeitsablauf durch die Gestaltung des Entlassungs-/Aufnahmemodus beeinflußt?
— Besteht aus Sicht des Pflegedienstes die Notwendigkeit zur Änderung dieser Organisation?
— Falls ja: Wie sollte sie für die Station gestaltet sein?
— Welche Konsequenzen hätte das für andere beteiligte Personen/Arbeitsbereiche?
— Sehen Sie Vorteile/Nachteile einer Aufnahmestation? Wenn ja, welche?

8.1.3. Delegation ärztlicher Aufgaben

Die Ausbildung in der Krankenpflege ist so weit gefaßt, daß Pflegepersonal in der Lage ist, einige primär ärztliche Aufgaben ebenfalls durchführen zu können. Aus dieser Tatsache leitet sich in der beruflichen Praxis für den Arzt die Möglichkeit ab, durch Arbeitsdelegation an das Pflegepersonal sich selbst von bestimmten Aufgaben zu entlasten. Der Vorgang der Arbeitsumverteilung geschieht sowohl sukzessiv und informell (z. B. war das Blutdruckmessen vor 25 Jahren eine ärztliche Aufgabe) oder auf direkte Weisung nach Delegationsregeln. Zum Problem wird diese Arbeitsverteilung für den Pflegedienst dann, wenn wegen der Durchführung ärztlicher Tätigkeiten die Zeit für spezifisch pflegerische Aufgaben zu knapp und die Qualität der Krankenpflege in Frage gestellt wird. Kooperation zwischen ärztlichen und pflegerischen Diensten ist ad absurdum geführt, wenn sie zum einseitigen Vorteil mißbraucht wird. Bei Arbeitsabsprache und gegenseitiger Rücksichtnahme dient das Helfen untereinander dem Wohle des Patienten und einem zügigen Arbeitsablauf.

8.2. Kooperation zwischen Pflegedienst und Diagnostik-/Therapiebereichen

Jeder einzelne Funktionsbereich organisiert sich unabhängig von anderen und vom Stationsgeschehen. Daher kommt es, daß z. B.
— das Labor nach 8.00 Uhr kein Untersuchungsmaterial mehr annimmt
— im Operationssaal um 8.00 Uhr zu operieren begonnen wird
— andere Abteilungen ebenfalls ab 8.00 Uhr Patienten bestellen.

Diese abteilungsweisen autonomen Organisationen führen dazu, daß
— sich frühmorgens die Ereignisse auf den Stationen überschlagen
— gelegentlich kaum noch Pflegekräfte auf den Stationen sind, da sie die Patienten in die einzelnen Abteilungen bringen müssen.
— Wartezeiten für die Abteilungen und ganze Warteschlangen von Patienten entstehen
— Patienten gleich zwei oder mehrere Male nacheinander zu Maßnahmen abgerufen werden usw.

Die frühen morgendlichen Termine sowie die Abrufverfahren der Funktionsbereiche beeinflussen die Stationsorganisation erheblich. Das Abrufen der Patienten ist zeitlich nicht planbar und reicht bis in die offiziellen Schichtüberschneidungszeiten hinein, in denen eine ungestörte Berichterstattung kaum möglich ist.

Kooperation heißt hier im wesentlichen Möglichkeiten besserer Terminabsprachen und der Begleitdienstorganisation für den Patienten zu finden. So wäre z. B. zu überlegen, ob durch die

Angliederung eines Patienten-Begleitdienstes an die Diagnostikabteilungen der Arbeitsablauf sowohl in diesen Abteilungen als auch in den Pflegeeinheiten besser zu organisieren ist und so die oft langen Wartezeiten der Patienten in den Diagnostikbereichen reduziert werden können.

8.3. Kooperation zwischen Pflegedienst und Krankenhausküche

Die Abhängigkeit der Stationen von der Krankenhausküche ist deshalb so groß, weil die Arbeitszeit des Küchenpersonals die Essenzeiten für die Patienten bestimmt. Das Verteilen der Mahlzeiten gehört zu der Gruppe der Arbeitsaufgaben, die als „Muß-Arbeiten" zeitlich festgelegt sind. Sie bilden als Fixpunkt das Planungsgerüst, um das alle anderen Arbeiten geplant werden müssen. Folgende Essenzeiten werden hauptsächlich in den Krankenhäusern angetroffen:

Frühstück   zwischen 7.30 Uhr und 8.30 Uhr
Mittagessen zwischen 11.00 Uhr und 12.30 Uhr
Abendessen   zwischen 17.00 Uhr und 18.00 Uhr.

Allein halbstündige Verschiebungen haben für den stationären Dienst wesentliche Bedeutung. Dies wird besonders bei den Frühstückszeiten deutlich. Da auf den Stationen das Ziel angestrebt wird, alle Patienten bis zum Frühstück gewaschen und gebettet zu haben (eine Tradition, die schwer aufzubrechen ist), wird diese Morgenarbeit unter Hektik sowohl für das Personal als auch für den Patienten ausgeführt.

Abgesehen von betriebsinternen Organisationsproblemen entsprechen in der Regel die Krankenhausessenzeiten nicht den in Deutschland allgemein üblichen Zeiten, so daß sich die Patienten umgewöhnen müssen, was ihren Appetit und ihr Wohlbefinden beeinflussen kann. Als besonders belastend werden dabei die sehr klaffenden Zeitabstände zwischen Frühstück und Mittagessen = ø 3 Stunden einerseits und Abendessen und Frühstück = 14 bis 15 Stunden andererseits erlebt.

Kooperation mit der Krankenhausküche bekommt auch deshalb noch besondere Bedeutung, weil durch das Tablettsystem und die Funktionseinschränkungen der Stationsküchen kaum noch die Möglichkeit besteht, Patienten außer den offiziellen Mahlzeiten auf den Stationen etwas zu essen anbieten zu können.

Auch wenn Patienten in den meisten Krankenhäusern Wahlmöglichkeiten des Essens haben, gibt es immer noch Sonderwünsche von Schwerkranken und Situationen, wo das allgemeine Servicesystem der Krankenhausküche nicht ausreicht. Bei solchen Gelegenheiten wird deutlich, ob sich auch das Personal der Krankenhausküche dem Patienten verpflichtet fühlt und wie es mit den Stationen zusammenarbeitet.

8.4. Kooperation zwischen Pflegedienst und Verwaltung

Patientenbezogene administrative Arbeiten sind offizielle Aufgaben einer Stationsführung. Zu den Verwaltungsarbeiten gehören der verwaltungstechnische Ablauf der stationsinternen Patientenaufnahme und -entlassung, das Führen der Krankenkurve mit dem Nachweis der Krankenhausleistungen zur Kostenabrechnung, das Führen der Bettenbelegungsmeldungen, das Anfordern von Sachmitteln, das Vorhalten des Inventars mit der Verpflichtung des rationellen Umgehens mit diesen Gütern, das Ausrechnen der Dienstzeiten des Personals usw.

Wie auch in anderen Krankenhausbereichen obliegt es dem Pflegepersonal, bei Dienstende des Verwaltungspersonals und dessen freien Wochenenden bestimmte Aufgaben stellvertretend wahrzunehmen, so z. B. das Ausfüllen von Aufnahmeformularen bei Notfallpatienten.

Als Abteilung, die für das Finanzwesen des Krankenhauses verantwortlich ist, ergeben sich Probleme der Zusammenarbeit, wenn es auf der Station zu Personal- oder Sachmittelengpässen kommt und Anforderungen aus Kostengründen verweigert werden. Trotz räumlicher Nähe der einzelnen Krankenhausbetriebsstellen ist die Kenntnis der einzelnen Bereiche untereinander gering. Bei Erfüllung der täglichen Arbeitsaufgaben, die ihre spezifischen Organisationsregeln haben, steht das bereichsinterne Denken im Vordergrund und verdeckt die gemeinsame Zielsetzung, der sich der Gesamtbetrieb Krankenhaus verpflichtet hat.

Für eine bessere Kooperation aller Bereiche wäre die Institutionalisierung von Betriebsbesprechungen wichtig, in denen Probleme miteinander gelöst werden, die Auswirkungen auf mehrere Bereiche haben. Es sollte zur Regel werden, daß bei Konflikten mit einer Betriebsstelle (z. B. Wäscherei) die Bereichsvertreter Lösungen gemeinsam erarbeiten. Kooperation dient der Schaffung eines guten Betriebsklimas und trägt zu effektiver und kostensparender Arbeit bei.

Fragen und Aufgaben:
— Gibt es mit Ihrer Station und anderen Betriebsbereichen Kooperationsprobleme?
— Mit welchen Betriebsbereichen belasten Kooperationsprobleme Sie in Ihrer Arbeit am meisten?
— Welche Lösungsversuche sind in Ihrem Haus unternommen worden?
— Haben Sie selber schon Initiative ergriffen?
— Wie weit kennen Sie den Arbeitsbereich und die Organisationsprobleme z. B. der Krankenhausküche, der Wäscherei usw.?

LITERATUR

(1) AVR: Richtlinien für Arbeitsverträge in den Einrichtungen des Deutschen Caritasverbandes. Freiburg: Lambertus

(2) BÖHM, Walter, SPIERTZ, Hans: BAT, Bundesangestelltentarif; Kommentar. Hamburg Rv. Decker's, G. Schenck

(3) BÖLKE, Günter: Der Personalmitteleinsatz im Krankenhaus nach dem Ergebnis von Wirtschaftlichkeitsprüfungen. In: Das Krankenhaus 6 u. 7/1981

(4) BOFINGER, Werner: Ausfallzeiten richtig rechnen = 6 bis 9 % mehr Personal. In: Krankenhausumschau 12/79, S. 954–967

(5) Deutsche Krankenhausgesellschaft: Anhaltszahlen für die Besetzung der Krankenhäuser mit Pflegekräften. Empfehlung der DKG vom 9. 9. 1974. Sonderdruck 1/1974

(6) EICHHORN, Siegfried: Krankenhausbetriebslehre Band I. Stuttgart: Kohlhammer, 1975

–: II Teil Personalberechnung und Personalbesetzung im Pflegedienst. In: DKG, Anhaltszahlen — Empfehlungen für die Besetzung der Krankenhäuser mit Pflegekräften und Ärzten

(7) ETZIONI, Amitai: Soziologie der Organisation. München: Juventa, 1971

(8) FEHLER, Joachim: Anhaltszahlen zur Personalbesetzung im Krankenhaus? In: Krankenpflege 4/1977

(9) FEURER, Willi, E.: Brevier der Arbeitsvereinfachung von Büroarbeiten. 3. Auflage. Bern: Paul Haupt, 1976

(10) GEIST, Werner, URBAN, Hubert, KÖHLE, Karl: Der Nachtdienst in der Krankenpflege aus der Sicht patientenorientierter Medizin. In: Psychosoziale Probleme im Krankenhaus. München: Urban & Schwarzenberg 1976

(11) GOLOMBECK, Günter: Ermittlung des Personalbedarfs im Pflegedienst. In: Arzt und Krankenhaus, 11/1981

(12) GROCHLA, Erwin: Unternehmensorganisation, Rowohlt TB 1976

(13) HOFER, Marianne, Berechnungsmethoden für Pflegepersonalbedarf. In: Veska, Das Schweizer Spital 4/1979

(14) Institut für Betriebswirtschaft an der Handelshochschule St. Gallen: Organisationsbrevier: Bern: Paul Haupt

(15) KNEBEL, Heinz, SCHNEIDER, Helmut: Taschenbuch der Stellenbeschreibung. 2. Auflage. Heidelberg: Sauer, 1978

(16) KRAUSKOPF, Dieter ZIEGLER, Eduard: Krankenhausfinanzierungsgesetz, Bonn-Bad Godesberg: Asgard, Nov. 1973

(17) KUHL, Kläre: Ganzheitspflege. In: Krankenpflege 1–8/1973

(18) LEUZINGER, Andreas: Veska, Führungsbrevier. Band 10. Aarau: Veska, Schulungszentrum (Hg.), 1982

–: Stellenbeschreibung. Aarau: Veska, Schulungszentrum (Hg.), 1982

(19) LINGENBERG, Erika: Gruppenpflege — Ergebnis eines Arbeitsgespräches. In: Krankenpflege 4/1980

(20) MEIER, M., MEYRAT, M.: Die Gruppenpflege. Bericht über die zweijährige Tätigkeit innerhalb der Arbeitsgemeinschaft für Gruppenpflege. In: Zeitschrift für Krankenpflege 6/1978

(21) Deutsche Krankenhausgesellschaft: Personalbemessung für den ärztlichen und pflegerischen Dienst der Krankenhäuser. In: Das Krankenhaus 8/1982

(22) SCHMIDT, Götz: Organisation. Methode und Technik. 3. Auflage Gießen: Schmidt, 1975

(23) Schweizerisches Krankenhausinstitut: Das Funktionendiagramm — Ein Organisations- und Führungsinstrument für Spitäler

(24) STAERKLE, Robert: Anpassung der Organisation an den Menschen. 2. Auflage Bern: Paul Haupt, 1966

(25) Stationsleitungslehrgänge: Erfahrungen, Erarbeitungen, Meinungen der Teilnehmer der Stationsleitungslehrgänge im Bildungszentrum Essen (BZE) des Deutschen Berufsverbandes für Krankenpflege (DBfK) von 1973–1983

(26) VALERIUS, Therese: Die Vorzüge der Gruppenpflege. In: Krankenpflege-Journal

(27) WINKELMANN, Ursula: Stellungnahme der BALK zum Forschungsauftrag der Bundesregierung PBBV. In: Nachrichten und Informationen. Bundesvereinigung der Arbeitsgemeinschaften Leitender Krankenpflegepersonen 1/1979

STICHWORTVERZEICHNIS

Arbeitseinteilung	20
Arbeitsleistung	4
Arbeitsplanung	4
Arbeitsübersichtsplan	24, 25
Arbeitsverteilung	23, 24, 26
Aufgaben	10, 12, 13, 14
Aufgabengliederung	10, 13, 17
Arbeitszeiten	56
— Stationsleitung	49
— Nachtdienst	49
— täglich zu ermittelnde	55
Befugnisse	13
Dauernachtdienst	50
Delegieren	
— ärztlicher Aufgaben	79
— von Gesamtverantwortung	14
— von Kompetenzen	14
Deutsche Krankenhausgesellschaft (DKG)	35
Dienstpläne	48 ff.
— Auswertung von Vergleichsplänen	64, 66
— Dienste	50
— Erstellen von —	55
— Form	51, 52
— Funktion	51
— Inhalt	51, 52
— Merkmale für die Beurteilung der —	58
— Vergleichspläne	61–63
Dienstübergabe	30 ff.
— Checkliste	33, 34
— Inhalte	30
— Kontrollbogen	31, 33
— Qualität	32
— Störfaktoren	32
— Zeiten	30
Dienstvorgesetzter	16
Dienstweg	15
— Einliniensystem	15
— Kreuz- und Querverbindung	15
— Mehrliniensystem	15, 16
Dokumentation	28, 29
— Pflegedokumentation	29, 30
— Pflegeprozeß	28, 30
Entscheidungen	19
Funktionen	10
Funktionendiagramm	5 ff.
Ganzheitsprinzip	24
Gesamtaufgabe	17
Gesamtschichtzahl	66
Gesamtverantwortung	14, 17
Gesundheitsministerkonferenz (GMK)	35

Gesundheitssystem 1
Gruppenpfleger (-schwester) 2

Information 16, 28, 29, 30
— auswerten 18
— sammeln 18
— pflicht 16, 17
— recht 16, 17
— system 16

Kannarbeiten 20
Kinderstation 4
Klinikoberpfleger (-schwester) 2
Kommunikationsweg 15
Kompetenzen 10, 12, 13, 14
Kontrolle 17
Kontrollieren 19
Kooperation
— mit ärztlichen Diensten 78
— mit Diagnostik und Therapiebereichen 79
— mit der Krankenhausküche 80
— mit der Verwaltung 80
Koordinieren 17
Koordinierungsaufgaben 2
Koordinierungsstelle 2
Krankenhaus 1

Langzeitpflegestation 4
Lehrort 2
Lernort 2
Lösungen 18
— bewerten 18
— diskutieren 18
— organisatorischer Probleme 18
— suchen 18

Mußarbeiten 20

Nachtarbeit 48

Organisation 2
— aufgaben 2
— form 3
— pläne 3
— stelle 2
Organisieren 13

Patientenaufnahme 78
Patientenentlassung 78
Pausenzeiten 56
Personalbedarfsermittlungs-
verfahren (PBEV) .... 46 ff.
Personalberechnung .... 35 ff.
— Arbeitsplatzrechnung .... 35, 37 ff., 42
— Ausfallzeit 36
— Grundlagen der Kennzahlen .... 39 ff.
— Kennzahlen
  (Anhaltszahlen)-rechnung 35, 39, 44, 45
— Leistungseinheitsrechnung 35, 36
— Minutenwertformel 35, 43
— Wochenfeiertage .... 37 ff.
— Zuschlag für Ausfall in Prozent 36
— Zuschlagsfaktor für Ausfall 36
Personalverteilungsplan 24, 25
Planen
— der Dienste in besonderen Situationen .. 71 ff.
— längerfristige Vorausplanungen 60
— Vorgehen bei der Dienstplanung 57
Planstellen 42
— für Nachtdienst 42
— für Tagdienst 43
Pflegebereich 1
— Nichtstationärer Bereich (Funktionsber.) 3
— Pflegeeinheiten 1
— Pflegegruppen 1, 2
— Stationärer Bereich 1
— Stationen 1
Pflegeintensität 2
— Intensivstation 45
— Normalstation 45
— Onkologische Station 45
Pflegequalität 44, 45

Sachkompetenz 13
Springer 70
Schichtdienst 48, 51
Schweizer Wegleitung 45
Stationspfleger (-schwester) 2
Stellen 10
Stellenanzeigen .... 5 ff.
Stellenbeschreibung 5, 6
— Form 6
— Gliederungsmöglichkeiten 6
— Inhalte 6
Stellvertretung 15

Tagesarbeitsablauf 21, 22, 23
Tätigkeiten 13
— kommunikative 13
— organisatorische 13
— pädagogische 13
— pflegerische 13
Teilungsprinzip 24, 26
Teilzeitbeschäftigte 51, 66, 68

Verantwortung .... 10, 12 ff., 68
Versorgungsstufen 1
Visite 78
Vorstellungsgespräch 5

Wechselschichtarbeit 48

Ziele 1, 4, 18
— Krankenhaus- 1
— Primär- 1
— Sekundär- 1
— Teil- 4
Zielmaskerade 1
Zielsetzung
— der Stelle 6
— — für den Nachtdienst 10
— für die stellvertretende Stationsleitung 10
Zimmerpflege 24, 26